Non impar Lucinæ

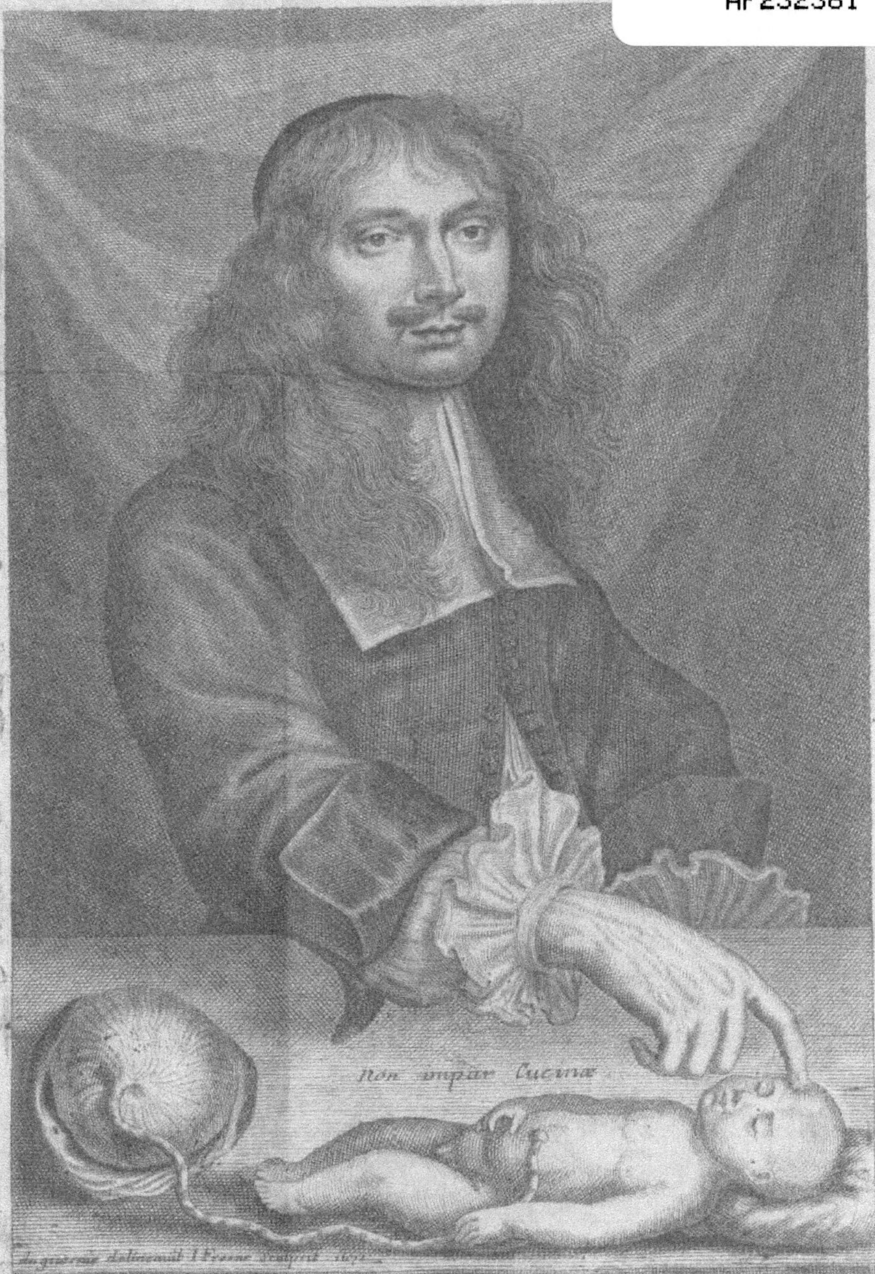

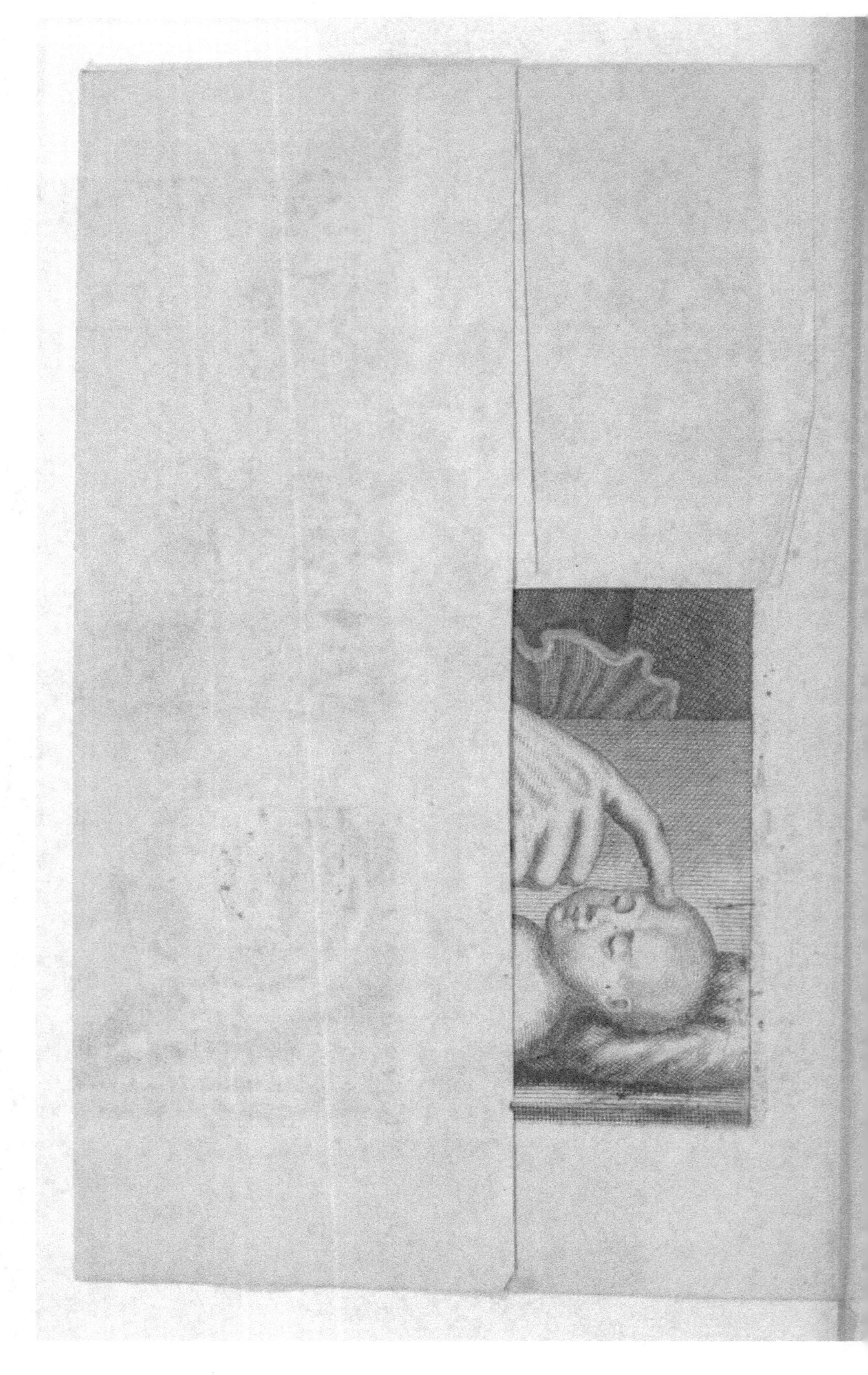

# OBSERVATIONS

## SUR

## LA PRATIQUE

### DES

## ACCOUCHEMENS,

Naturels, contre nature, & Monstrueux.

*Avec une méthode très-facile pour secourir les femmes en toutes sortes d'Accouchemens, sans se servir de crochets, ni d'aucun autre instrument que de la main seule ; & un Traité des principales Maladies qui arrivent ordinairement aux femmes.*

Par M. COSME VIARDEL, Chirurgien à Paris.

*Avec des Remarques qui servent d'éclaircissement & de supplément à l'Ouvrage.*

Ornées de Figures en Taille-douce.

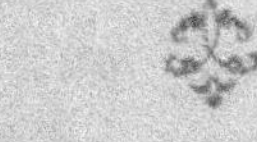

## A PARIS,

Chez D'HOURY pere, Imprimeur-Libraire de Monseigneur le Duc d'ORLEANS, rue de la vieille Bouclerie.

---

## M. DCC. XLVIII.

AVEC APPROBATION ET PRIVILEGE DU ROY.

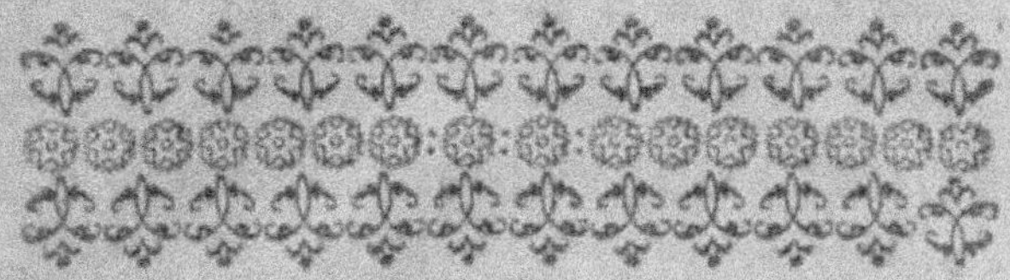

# AVIS
## DE L'EDITEUR.

ON a toujours si bien reçû les Accouchemens de M. Viardel, & on les a recherchés avec tant d'empressement, qu'ils semblent n'avoir pas besoin d'éloge pour en relever le mérite. Les Planches n'en font pas un des moindres ornemens, & l'on peut dire qu'elles font uniques dans leur genre. Comme depuis la premiere Edition, la Physique aussi-bien que la Pratique s'est enrichie de plusieurs découvertes qui regardent cette partie de la Chirurgie, on y a joint des Remarques qui sembloient manquer à la perfection de ce Traité. On se flatte que les soins & l'attention qu'on a apportés à cete Edition, ne contribueront pas peu à faire recevoir favorablement cet Ouvrage dont le Public se trouvoit privé depuis long-tems.

OBSERVATIONS

# OBSERVATIONS
## SUR
# LA PRATIQUE
## DES
# ACCOUCHEMENS.

## LIVRE PREMIER.

*De l'Accouchement en général, & du tems précis auquel il doit arriver ; de la conception & de la formation du Fœtus ; des Jumeaux, des Monstres & de la Mole, avec les véritables signes de la Grossesse.*

## CHAPITRE PREMIER.

### De la formation du Fœtus.

IL n'y a personne pour peu qu'il soit versé dans la connoissance des choses naturelles, qui ne sçache que les deux principes matériels de la génération des animaux parfaits, font la femence & le fang maternel; tous deux deftinés de la nature à accomplir par la propagation de l'efpece, ce qu'elle ne peut faire par la confervation des individus mortels & périffables. Mais ce feroit envain qu'elle auroit le défir de s'éternifer par ces principes, (a) fi

(a) Il y a eu parmi les Anciens plufieurs fentimens au fujet de la generation des animaux: les uns penfoient qu'elle s'accompliffoit par la feule femence du mâle, fans que la femelle y contribuat en rien qu'en fourniffant le lieu & les fucs nourriciers au fœtus. Ils regardoient la matrice comme une terre fertile où l'on jette le grain, dans laquelle il vegette & prend fon accroiffement; & que de même que les fucs de la terre s'introduifent dans la plante par fes racines, de même les fucs de la matrice fe portoient dans le fœtus par les vaiffeaux du Placenta.

Les autres croyoient que le fœtus étoit formé du mélange des liqueurs que chacun des deux fexes répand. La liqueur féminale du mâle parvenuë dans la matrice, felon eux, s'y mêloit avec la liqueur féminale de la femme, & le tout s'operoit par une faculté generatrice.

Mais après une longue fuite de fiécles les recherches en Anatomie ont fait découvrir des œufs dans les tefticules des femmes qu'on appella depuis *Ovaires*, & ont donné lieu à des fyftêmes plus vraifemblables. C'eft pourquoi l'on a diftingué deux fortes de generation, *vivipare* & *ovipare*. La generation vivipare eft celle où l'animal developpé & crû dans le corps de la femelle, en fort tout vivant. Tel eft l'homme, les quadrupedes, &c. La generation ovipare eft celle où l'animal eft produit, developpé & crû dans un œuf hors du corps de la femelle, tels font les volatiles.

Parmi ceux qui adelle n'avoit trouvé le moyen de les réduire de la puissance à l'acte, & d'accomplir la fin pour laquelle elle les a destinés; ce qui ne se pouvoit faire sans un lieu propre & capable de les concevoir, je veux dire, la matrice, (*b*) ce champ fertile de la nature humaine, où la semence étant versée comme dans une terre féconde; elle se resserre & l'embrasse de toute part si étroitement, qu'à peine pourroit-on introduire le bout d'une sonde dans son orifice interne, si nous en devons croire ce que

mettent les œufs les sentimens sont partagés sur differens points.

Les uns soutiennent que chaque vesicule renfermée dans la partie interne du testicule de la femme contient un animal complet: si c'est un mâle, il est seul dans cet endroit; mais si c'est une femelle cet œuf la contient avec une infinité d'autres femelles, source d'une generation à l'infini.

D'autres trouvant ce systême insuffisant, ont recours aux vers dont la semence est remplie. Ces petits vers qui nâgent dans la liqueur seminale contiennent une infinité de generations.

Tout le principe de vie, c'est-à-dire, l'homme entier, est contenu dans ce petit animal; il ne lui manque que le developpement qu'il trouve par le moyen de l'œuf qu'il anime.

(*b*) Lorsque la matrice a reçu la semence, elle se resserre & se referme exactement, ce qui se fait au moyen des impressions & du chatouillement que la semence introduite excite dans ces parties.

nous en a laissé le divin Hyppocrate.

La semence étant donc (*c*) versée & retenuë dans la matrice, qui est ce que nous appellons conception, la sage nature qui n'est jamais oisive, commence en même tems de réveiller cette vertu contenuë & renfermée en elle, comme est le feu dessous la cendre, & faisant la séparation des parties hétérogenes, renferme la portion la plus spiritueuse comme dans le centre, afin qu'elle puisse également & plus facilement communiquer sa puissance à toutes les parties de la circonférence, &

(*c*) Quelques-uns prétendent qu'il n'est pas necessaire pour la conception que la semence entre dans la matrice. On a vû des personnes avoir conçu sans introduction de la verge, puisque le vagin s'est trouvé exactement fermé par une membrane. Harvée appuyé sur le grand nombre d'experiences qu'il fit sur des Biches, sur des Chiens & des Lapins, croit que la semence du mâle ne sejourne ni même n'entre dans la matrice. Il assure à ce sujet avoir vû une Cavale Bouclée qui avoit conçû. Ses Sectateurs doivent donc admettre un esprit seminal qui puisse penetrer jusqu'à l'œuf à feconder.

Il y a trois differentes opinions pour faire agir l'esprit seminal.

Les uns le font monter par les trompes jusqu'à l'œuf, les autres l'y font passer par la circulation du sang, & les autres en parfumant la matrice & les endroits par où l'œuf peut passer.

qu'étant animée de la vertu formatrice, elle puisse commencer à tra-
cer les premiers linéamens de toutes
les parties du fœtus.

La portion donc la plus grossiere
de la semence (*d*) dans la séparation
& l'agitation qui se fait de ses parties, étant poussée jusqu'à la circonférence, & desséchée par la chaleur, s'épaissit, & faisant une croute

(*d*) Ceux qui ne font consister la generation que dans la semence du mâle, croyent que l'embryon se vivifie dans la matrice après que cette même semence y est entrée, dans la pensée où ils font que les organes & les liqueurs de l'embryon font mises en mouvement par l'humidité & la chaleur de l'uterus.

Ceux qui font dependre la generation du mêlange des deux semences disent qu'étant portées & reçues dans la matrice, elles se mêlent, & n'en faifant plus qu'une, elles acquiérent une nouvelle force par l'union de leurs deux esprits. Cet esprit nouveau se retire au centre, & distribue la matiere propre à former les differentes parties.

Les Ovistes qui font consister la generation dans les œufs, croyent qu'il se developpe au moyen d'une fermentation de la matiere de cet œuf excitée par l'esprit seminal.

Enfin ceux qui admettent des vers dans la semence, pensent qu'un de ces vers s'étant introduit dans la cicatricule de l'œuf, il s'y loge, y reçoit les premiers degrés de son accroissement; le petit animal s'y attache par les vaisseaux qui forment le placenta; la pellicule qui le couvre s'y étend, & se change en ces deux membranes que les Medecins appellent *Amnios* & *Chorion.*

semblable à celle que le pain acquiert
à la chaleur du four, forme les membranes que la nature destine pour
servir d'enveloppe & de lit au petit
enfant, je veux dire l'arriere-faix,
lequel renferme cet esprit en-dedans,
de peur, comme dit Aristote, qu'il
ne dissipe & sépare le fœtus délicat
de la matrice : *au liv. de l'orig. des
Anim.* ch. 4.

Ce n'est pas que la nature forme
les parties du fœtus les unes après
les autres, comme il arrive aux ou-
vrages de l'art. Elle agit sans doute
d'une maniere bien plus noble &
plus excellente, car la vertu formatrice étant contenuë dans toutes les
parties de la semence, au sentiment
d'Hyppocrate, dresse en même tems
le crayon & le premier fondement
de toutes les parties, tant internes
qu'externes, bien que plusieurs ne
paroissent pas d'abord, à cause de
leur petitesse, & ne se rendent visi-
bles que successivement ; car la nature agissant également sur toutes
les parties, elles acquiérent néanmoins plûtôt ou plûtard leur perfection, selon la noblesse & la necessi-

té de leurs opérations. Ce qui a in-
cité Galien à diviser tout l'ouvrage
de la conformation, selon la pensée
d'Hyppocrate en quatre *(e)* divers
tems.

Le premier tems est celui auquel
la semence est conçûe dans la matrice, & s'appelle proprement géni-
ture ; ce tems est ordinairement li-
mité dans l'espace de sept jours,
pendant lequel Galien veut que les
membranes de l'arriere-faix soient
formées, qui sont au nombre de deux
dans les hommes, sçavoir le *Chorion*

*(e)* Harvée dissequant plusieurs Biches dans le tems qu'elles avoient re-çû le male, ne trouva dans la matrice aucune liqueur seminale, nul œuf dans les trompes ; il remarqua seulement que l'uterus étoit enflé & mol : il y observa plu-sieurs excroissances fon-gueuses, qu'il trou-va parsemées de petits points blancs, enduits d'une matiere visqueuse. Kerkring dit au contraire que deux ou trois jours après l'accouplement, on découvre que l'œuf fé-condé & tombé dans la matrice est gros comme une cerise. Il assure qu'ayant ouvert une fem-me morte subitement trois ou quatre jours après ses ordinaires, il trouva dans l'uterus une masse ronde de la gros-seur d'une guigne, qui renfermoit les premiers linéamens d'un enfant. La tête commençoit à se separer du corps avec quelques traces des prin-cipaux organes ; le reste du corps n'etoit encore qu'une masse grossiere-ment ébauchée.

qui est la premiere ( *f* ) adhérente à la matrice par les extrémités des vaisseaux, ausquels peu de tems après la conception, s'abouchent d'autres vaisseaux tant veines qu'artères, lesquelles étant dispersées entre la duplicature de cette membrane, s'unissent enfin en trois troncs avec l'ouraque, & font les vaisseaux ombilicaux.

L'autre membrane qui compose l'arriere-faix, est appellée Anguine, elle enveloppe immédiatement le fœtus de toute part, servant de réceptacle à la sueur & à l'urine, ( *g* ) qu'il

( *f* ) La membrane qui renfermoit la liqueur de l'œuf avant la conception, fait l'enveloppe de l'enfant tant qu'il est dans le ventre de la mere. On le peut séparer en deux après la sortie du fœtus, dont l'exterieure est appellée *Chorion* & l'autre *Amnios*.

Le *Chorion* est fort, dur & épais, un peu rude & inégal du côté qu'il touche à la matrice, mais poli en dedans, & s'unit avec l'*Amnios*, c'est-à-dire *Agnilera*, de sorte que ces deux membranes semblent n'en faire qu'une.

( *g* ) Plusieurs pensent que les eaux dans lesquelles le fœtus nage, viennent de la sueur & de l'urine de l'enfant, qui est vuidée de la vessie par l'ouraque. D'autres veulent qu'elle sorte par la verge, & non par l'ouraque qui n'est jamais percé. Pour moi, dit M. Mauriceau, *liv.* 2. *ch.* 13. *p.* 219. je crois que

rend pendant tout le tems qu'il demeure dans la matrice, selon *Galien*,
10. *de la sem. ch.* 77. Si l'on ajoute
à ces membranes le Placenta qui
n'est autre chose qu'une chair po-
reuse & spongieuse, faite pour ap-
puyer les ramifications des vaisseaux
de la matrice, & donner selon quelques Auteurs (*h*) une préparation au

ces eaux sont seulement engendrées des humidi-tés vaporeuses qui tran-sudent & s'exhalent per-petuellement du corps de l'enfant, lesquelles venant à rencontrer ses membranes, & ne pou-vant passer au travers à cause qu'elles sont trop denses & serrées, se convertissent en eau, qui s'amasse ainsi pétit à petit, aussi-bien dans le commencement de la grossesse que durant les autres tems; car il sort & s'exhale continuelle-ment des vapeurs de tous les corps poreux qui sont chauds & humides, comme est celui de l'em-bryon. *M. Dionis, Accouch. liv.* 1. *ch.* 15. réfute ce sentiment, & dit que c'est une limphe séparée & filtrée par les glandes de ces membranes, de mê-me que la sérosité qu'on trouve dans le Pericar-de est filtrée par les glan-des de cette membrane.

(*h*) L'arriere-faix est composé de deux parties, l'une épaisse & charnue, nommée *Placenta*, qui s'attache au fond de la matrice par le moyen de ses vaisseaux: l'autre est mince & semblable aux membranes; le poli qu'on remarque au-dedans du Placenta vient de la membrane dont il est re-couvert, qui peut, com-me nous avons dit, se séparer en deux lames. Cette membrane mince est garantie de sa rup-ture par l'uterus dont elle est appuyée, mais en étant separée elle se brise par les efforts du fœtus au tems de l'accouche-ment.

Le Placenta, dit *M.*

fang, nous aurons ce que l'on appelle l'*arriere-faix*.

Le second tems de la conformation du fœtus, est lorsqu'après les premiers linéamens des parties solides, l'espece de la semence vient peu à peu à disparoître par l'effusion du sang qui y est insensiblement apporté, l'espece ou plûtôt sa figure de semence, & fait voir en sa place comme une masse de chair rougeâtre, ce qu'on appelle ordinairement χυμα ou conception. Ce tems, selon Avicenne, comprend l'espace de neuf jours, pendant lequel tems on commence à voir distinctement les trois principales parties (*i*) qui étoient auparavant représentées par trois pe-

*Mauriceau*, *liv. 2. ch. 4. p. 224.* n'est autre chose qu'une masse charnuë & spongieuse, semblable en quelque façon à la substance de la rate, tissuë & entrelassée d'une infinité de veines & d'arteres qui composent la plus grande partie de son corps, faite pour recevoir & purifier le sang de la mere, destiné à la nourriture de l'enfant qui est dans la matrice.

(*i*) Le ver parvenu dans l'œuf & resté dans la matrice, forme d'abord la moëlle de l'épine; de celle-ci sortent cinq bulles limpides pour former les lobes du cerveau; les globes des yeux en tirent aussi leur origine. Le milieu fournit un tube recourbé qui acquiert dans la suite quatre inegalités pour produire le cœur, &c.

tites bouteilles, fçavoir le cerveau, le cœur & le foye.

Le troifiéme tems eft lorfque les trois parties nobles étant entiérement formées & achevées, la nature commence la formation de toutes les autres, quoiqu'obfcurément repréfentées, ce que nous appellons proprement *embryon* lequel tems va ordinairement jufqu'à 12 jours.

Enfin le dernier tems *(k)* de toute la conformation du fœtus s'étend jufqu'à 40 jours, où toutes les parties font organifées, & dure environ 18 jours, pendant lefquels toutes les parties reçoivent leur derniere perfection.

*( k )* Dans un Germe d'environ quinze jours on remarque dans la tête les yeux, le nez, la bouche & les oreilles, & le corps commence à avoir des pieds & des bras.

Dans un embryon de trois femaines, felon Kerkring, la tête n'eft qu'une fimple membrane enflée de vents ou d'efprits. Les bras font feparés du corps, & les mains ont déja tous leurs doigts parfaitement diftingués : on peut compter les cartilages qui doivent former les côtes. Les extrêmités inferieures font auffi fenfibles que les fuperieures.

Un embryon d'un mois a toute la forme humaine, & les os font affez fermes dans plufieurs endroits pour foutenir les parties. Tout le refte n'eft plus que differens degrés d'accroiffement que le fœtus reçoit chaque jour jufqu'au terme où il doit naître.

# CHAPITRE II.

## *Des véritables marques de la Grossesse.*

QUOIQUE selon l'opinion de plusieurs, on ne puisse avoir aucune marque assurée du tems de la conception, & que la plûpart des signes de la grossesse soient équivoques, je ne laisserai pas d'en donner ici mon sentiment.

Je dis donc, premierement que la conception n'est autre chose qu'une action de la matrice, par laquelle la semence bien disposée y est retenuë, réveillée & vivifiée pour former un nouvel enfant; car de même que l'estomach ayant reçû les alimens bien préparés, les embrasse de toutes parts, & par une vertu qui lui est propre, aidée de la chaleur naturelle, les convertit en une substance blanche comme du lait, que nous appellons chyle, lequel converti en sang, nourrit & entretient toutes les parties de notre corps, ainsi la semence étant versée dans la matrice, elle se retire & se fronce de toute part, afin de la mieux contenir & fomenter, pour produire un nouvel animal : mais parce qu'il est difficile de pouvoir connoître une véritable grossesse dans son commencement, nous tâcherons ici en passant de donner quelques-unes de ses véritables marques.

Hyppocrate & Galien nous ont laissé par écrit plusieurs marques de la conception, dont j'ajouterai ici les principales.

La premiere marque, dit Hyppocrate, qu'une femme a conçû, (*a*)

(*a*) Tous les bons Auteurs conviennent de l'incertitude des signes de grossesse dans les premiers mois, ainsi on ne doit gueres faire fond sur la plûpart de ceux que quelques Auteurs proposent : tels sont la suppression des regles, le vomissement, le défaut d'appetit, la depravation du goût, l'enflure des mammelles, le changement d'humeurs, &c. signes qui se trouvent dans les filles & les femmes qui ne sont point enceintes comme dans celles qui sont grosses. Cependant tout équivoques qu'ils sont, ils se trouvent plusieurs dans un même sujet, s'ils servent à assurer le jugement qu'on peut porter sur des signes plus certains.

c'eſt lorſque dans l'éjaculation ré-
ſervant la ſemence de l'homme, elle
ſent un petit friſſonnement par-tout
ſon corps avec plus de plaiſir qu'à
l'ordinaire, & ſur-tout ſi la ſemence
eſt retenuë ſans s'écouler.

Secondement, ſi l'orifice (*b*) interne de la matrice eſt éxactement
fermé, comme dit le même Auteur,
c'eſt un ſigne infaillible qu'une femme a conçû. Il faut néanmoins remarquer que ce dernier ſigne ne ſe
rencontre pas toujours véritable,
principalement aux femmes qui ont
du tempéramment ; dans celles-ci la
matrice dont l'orifice demeure quelquefois ouvert, reçoit de nouveau
la ſemence virile, quoiqu'elles ayent
déja conçû ; d'où s'enſuit la ſuperfé-

(*b*) L'orifice de la ma-
trice fournit un des ſi-
gnes les plus certains de
groſſeſſe, ſurtout quand
elle eſt avancée: car ſi on
introduit le doigt dans
le col de la matrice, on
ſent que l'orifice inter-
ne eſt exactement fermé,
ſans aucune dureté &
dans une bonne ſitua-
tion. Lorſque le tems
des couches approche,
l'orifice de la matrice
ſort moins en dehors &
devient plus plat & plus
mince. A cinq ou ſix
mois l'orifice interieur
de la matrice eſt fort
ſerré, ſon col fort court,
& ſon corps plein tendu.
Auparavant quatre mois
on ne peut fonder ſon
jugement que ſur des
conjectures.

tation, comme dit *Aristote au* 7ᵉ *liv.
de l'Hist. des Anim.*

La troisiéme marque de la conception, selon Galien, est lorsque
les purgations (*c*) menstruelles s'ar-
rêtent sans aucune cause ni maladies
qui ayent précédé, d'autant que la
nature retient le sang pour la formation du fœtus dans la matrice.

Quatriémement, si les mammelles
s'enflent & durcissent à cause du reflux du sang qui se fait de la matrice dans ses veines pour la génération du lait.

Enfin s'il arrive, comme c'est l'ordinaire dans les premiers mois de la
grossesse, des dégoûts, des vomissemens, des envies ou des maux de
cœur, c'est une marque infaillible,
selon Galien, qu'une femme a conçû.

(*c*) La suppression des purgations menstruelles est une marque bien équivoque de la grossesse, aussi-bien que l'enflure des mammelles & les vomissemens, qui sont les suites assez ordinaires de la suppression des mois dans les femmes qui ne sont pas enceintes. Et comme on ne peut pas dire qu'une femme n'est pas grosse quand elle a ses écoulemens menstruels, de même on ne peut pas dire qu'elle est grosse quand ils sont supprimés.

# CHAPITRE III.

## De l'Accouchement en général, de la situation & du mouvement du Fœtus dans la matrice.

APRE'S avoir parlé de la formation du fœtus, & des marques de la véritable grosse sse, l'ordre que je me suis prescrit, m'oblige à parler de l'accouchement. Mais auparavant que de traiter de cette matiere, j'ai trouvé à propos de dire quelque chose de la situation & du mouvement du fœtus dans la matrice.

1°. Pour ce qui regarde le mouvement du fœtus, je dis qu'il y en a de deux sortes, l'un naturel, l'autre animal ou volontaire. Le mouvement naturel duquel je ne prétens point parler ici, n'est autre chose, selon les Philosophes & les Médecins, que celui qui se fait sans le concours de notre volonté, tel qu'est celui du cœur & des artères ; mais

le

le mouvement animal ou volontaire dont il est présentement question , c'est proprement celui qui dépend de notre volonté ; ce mouvement a be-soin de deux choses , d'organes & d'une faculté qui les régissent & les gouverne ; par la faculté de l'ame nous entendons la faculté animale que nous appellons matrice. Par les organes nous entendons les esprits , les nerfs & les muscles.

La faculté animale réside princi-palement dans le cerveau , selon qu'elle est diversement excitée par la présence du bien ou du mal, elle envoye son commandement aux mus-cles par les esprits animaux qui y sont portés au moyen des nerfs , & les muscles obéissant à la faculté , se retirent ou s'étendent , selon que le mouvement le requiert.

Cela présupposé , il est très cons-tant que pour faire le mouvement volontaire , il est necessaire que les parties du corps & les organes qui les doivent mouvoir, soient non-seulement formées , mais qu'elles soient dures & séches pour ne pas rompre. Ces conditions ne se

trouvent pas au fœtus dans les premiers mois, à cause de la délicatesse
de ses parties, ainsi il ne faut pas s'é-
tonner s'il ne remuë pas: mais lorsque
les os & les nerfs ont commencé à
s'affermir, les membranes & les
ligamens à se desſécher, pour lors
il commence à remuer, ſçavoir les
mâles, selon le sentiment d'Hyppocrate, à trois mois, & les filles à quatre ; enſorte que la nature garde une
proportion certaine & déterminée
entre le tems de la formation & le
mouvement; (*a*) car le fœtus qui est
plûtôt formé, remuë aussi plûtôt,
ainsi il ne faut pas s'étonner ſi le
mâle a quelque mouvement au troi-
ſiéme mois, & la fémelle seulement
au quatriéme, parce que ſi le tems
du mouvement de l'enfant, selon
Hyppocrate, doit être triple à celui
de la conformation, les mâles étant
formés dans le trentiéme jour, ils
doivent avoir du mouvement au qua-

(*a*) Le mouvement dont parle ici l'Auteur n'est qu'un effort que le fœtus fait pour se deli-vrer de la situation gê-nante où il est dans la matrice, & dont il ne se tire ordinairement que vers le septiéme ou neu-viéme mois de la groſ-ſeſſe.

tre vingt-dixiéme, qui font l'efpace
de trois mois ; au contraire les filles
n'étant formées que dans quarante-
deux jours , elles ne doivent auffi
avoir aucun mouvement qu'à fix
vingt jours , qui font le nombre
parfait des quatre mois.

Pour ce qui regarde la fituation
du fœtus dans la matrice , je dis
après Hyppocrate *liv. de natur. Pueri*,
que l'enfant eft courbé & ramaffé
en rond dans la matrice ; il a les
talons proche des feffes , & les deux
mains fur les genoux, qu'il tient avec
la paume & le dedans des mains ,
entre lefquelles il baiffe la tête , en-
forte qu'il a les yeux comme collés
fur les deux pouces , le nez entre les
deux genoux , & les jouës appuyées
fur les deux mains.

Voilà la fituation naturelle que
le fœtus doit avoir pendant tout le
tems qu'il eft détenu prifonnier dans
la matrice , & n'en fçauroit avoir
d'autre qui ne fut incommode à lui
& à la mere , & c'eft une chofe tout-
à-fait ridicule & éloignée de la raifon , de croire ce que quelques-uns

se sont imaginés que la situation des
mâles dans la matrice étoit différente de celle des fémelles, puisqu'outre que l'expérience nous fait
voir le contraire, on ne sçauroit s'i-
maginer une autre situation différente de celle que nous venons de
dire pour pouvoir commodément
loger le fœtus dans la matrice, sans
qu'il en arrivât quelqu'inconvénient.

D'où nous devons conclure que le
fœtus ne peut ni ne doit avoir d'autre
situation que celle que je viens de décrire, dans laquelle il demeure ( *b* )

( *b* ) La tête du fœtus est appliquée contre l'ombilic de la mere, son dos contre celui de la mere, & les pieds en bas, qui sont au commencement de la grossesse plus pesans que la tête ; mais quand celle-ci a acquis plus de volume, comme vers la fin de la grossesse, sa pesanteur l'emporte, & gagne le bas ; c'est ce qu'on appelle faire *la culbutte*. L'on assure qu'elle se fait quatorze ou quinze jours avant l'accouchement. C'est alors que le ventre de la mere s'affaisse un peu, & la grosseur paroît davantage vers le bas-ventre, où elle sent un poids, surtout quand elle marche, parce que l'enfant pése sur l'orifice interieur de la matrice. Il n'arrive cependant pas toujours que le fœtus change, sa premiere situation ; mais quand il ne fait pas la culbutte, l'enfant vient par les pieds. M. de la Motte ne convient pas de ce changement de situation, & assure que dans la quantité d'accouchemens avancés qu'il a faits, où il a été obli-

paisible selon l'ordre de la nature,
tant que le sang de la mere peut être
suffisant pour lui donner la nourriture, & que sa chaleur peut être
conservée sans respiration par la
seule transpiration des artères, &
que l'étenduë & la capacité de la
matrice le peut souffrir.

Mais si l'une de ces conditions
vient à manquer, l'enfant ne pouvant plus se contenir dans la matrice faute de nourriture & de respiration, & d'ailleurs étant à charge
à la matrice, rompt & déchire en
piedtinant les membranes dans lesquelles il étoit enveloppé, & tour-
nant la tête en bas vers l'orifice interne de la matrice, (e) cherche à se
faire passage pour sortir de la pri-

gé d'introduire la main dans la matrice pour aller chercher les pieds de l'enfant, il les a pres- que toujours trouvés au fond de ce viscere.

(e) Après la culbutte le fœtus se remuë & s'a- gite à cause de cette nouvelle situation qui l'incommode : il presse sur l'orifice interne, & par cette compression les parties se gonflent, de- viennent œdemateuses & propres à être dila- tées plus facilement. Les trepignemens que fait l'enfant, font mettre la matrice en contraction, qui presse le fœtus, ai- dée par les muscles du bas-ventre & par le dia- phragme, elle le pousse hors de sa prison.

son n'y pouvant plus demeurer naturellement, étant beaucoup aidé soit
par la vertu ou faculté expultrice de
l'utérus, lequel s'efforce de le chasser
dehors & de s'en décharger comme
d'un fardeau inutile, & qui lui est
tout-à-fait incommode soit par les
eaux, lesquelles étant percées en
brisant le passage, le rendent beaucoup plus aisé, & en facilitent gran-
dement la sortie.

Voilà proprement ce qu'on doit
appeller enfantement ou accouchement, lequel n'est autre chose, selon
Galien, qu'une exclusion du fœtus
parfait hors de la matrice par un
effort mutuel de l'un & de l'autre;
car le fœtus étant devenu grand &
robuste, il ne se contente plus de
cet ordinaire dont la matrice l'a subs-
tanté jusqu'à ce tems; mais cher-
chant un aliment en plus grande
quantité & plus solide que le sang
de la mere, & demandant beau-
coup plus d'air pour sa (*d*) respiration

(*d*) M. Drelincourt ne convient pas que l'insuffisance de l'air que le sang de la mere fournit, soit la principale cause de la sortie du fœtus vers les derniers mois. Il dit que l'enfant n'ayant jamais respiré dans le sein de sa mere, ne peut deque les artères ne lui en peuvent fournir, étant renfermé dans un lieu où il ne peut plus se contenir à cause de sa grandeur, cherche à quelque prix que ce soit à s'en tirer dehors.

sirer de respirer, mais il croit plûtôt que c'est l'abondance du Meconium qui devient âcre, & qui excite dans le fœtus des tranchées & des accès de colique, qui lui faisant faire des secousses & plusieurs ébranlemens, rompent par ces efforts les tuniques qui l'enveloppent, &c.

## CHAPITRE IV.

*Du tems précis de l'Accouchement.*

MAIS comment sçavoir quel doit être le tems précis de l'accouchement? on ne sçauroit le définir exactement, car il est incertain. Les autres animaux ou au moins plusieurs ont leur tems déterminé de la nature pour la conception & pour l'accouchement, il n'y a que l'homme seul à qui la nature n'a point donné de bornes ni prescrit de limites pour la génération ; car il ar-

rive quelquefois que l'enfant naît à
sept mois, qui est le premier terme
de la portée de la femme, quelquefois à huit, le plus souvent à neuf,
d'autres fois à dix, & la cause de
cette diversité est fort disputée chez
les Auteurs. Avicenne veut que
comme le terme du mouvement est
le double du tems que la nature employe pour la formation du fœtus,
le tems de l'enfantement soit le triple du tems du mouvement ; d'où
il suit que si le fœtus est entierement conformé à 30 jours, il doit
commencer à se mouvoir le 60e. &
naître heureusement à terme le
septiéme mois, ou bien comme
veut Hyppocrate le cent & quarante-
deuxiéme jour.

Mais s'il arrive qu'il soit conformé en quarante-cinq jours, il commence infailliblement à se mouvoir
le quatre-vingt-dixiéme jour, &
naîtra le neuviéme mois, c'est-à-
dire dans deux cens soixante-dix
jours, qui font neuf mois complets.
Que s'il vient au monde avant le
septiéme mois, il ne sçauroit être

vital, (*a*) parce qu'il n'est pas dans sa
parfaite maturité, n'ayant pas encore acquis sa derniere perfection
en toutes ses parties.

Il faut donc établir le premier
terme de l'accouchement auquel
l'enfant peut avoir vie au septiéme
mois, auquel tems le fœtus est entierement parfait, & a autant de force qu'il est nécessaire pour se faire
jour & résister à la peine de l'enfantement, comme dit Hippocrate dans
son Livre *de septimestri partu.* Car de
même que le soleil qui conserve &
vivifie tous les êtres de la nature par
sa chaleur & ses benignes influences,
ayant parcouru trois mois de son
cours annuel, communique le mou-

(*a*) Le terme ordinaire
pour l'accouchement na-
turel est la fin du neu-
viéme mois, mais ce n'est
pas une regle generale
pour tous les accou-
chemens ; car il y en a
qui vont jusqu'au dixié-
me & même jusqu'au on-
ziéme : *M. Verduc Usag.
des part. tom. 1. p. 60.* fait
mention d'une femme
qui au bout de seize
mois, après avoir senti
remuer son enfant pen-
dant plus de dix mois,
ne laissa pas d'accoucher
heureusement. Quand
ce retardement arrive,
dit *M. de Motte, Accouch.
p. 147,* ce n'est que parce que l'enfant est trop
petit & trop foible. Ain-
si on doit dire qu'un en-
fant est venu à terme
quand il est en état de se
conserver la vie & de
prendre le soin de sa
nourrice.

vement au petit enfant dans la matrice , ainſi ayant parcouru la moitié
du Zodiaque , l'ébranle tellement ,
qu'étant dans ſa parfaite maturité, il
l'oblige à ſortir au jour, comme l'on
peut voir à celui qui naît le ſeptiéme
mois.

Mais s'il arrive dans ce tems là que
le fœtus ne puiſſe pas rompre ſes liens
à cauſe de ſa foibleſſe , ni ſe développer des membranes dans leſquelles il
eſt renfermé , il eſt néceſſaire qu'il
demeure en repos dans la matrice
juſqu'au neuviéme mois , pour reprendre ſes forces ; car s'il vient à
naître le huitiéme mois , il ne peut
vivre, d'autant qu'ayant ſouffert une
grande agitation le ſeptiéme mois ,
ſans pouvoir ſortir , il ne ſçauroit
ſoutenir une ſeconde ſecouſſe , ſans
avoir auparavant repris ſes forces qui
ont été extrêmement affoiblies par le
premier ébranlement du mois précédent , ſelon Hippocrate , dans ſon
Livre *de octimeſt. partu.*

Je ſçai bien que cette opinion ,
quoique fondée ſur l'expérience , &
appuyée de tout ce qu'il y a d'habiles gens qui ont écrit ſur cette ma-

tiere après Hippocrate , ne laisse pas
d'être contestée par quelques-uns :
mais ils sont poussés plûtôt par le de-
sir de s'ériger en nouveaux Auteurs
dans l'esprit du vulgaire , que par la
défense de la vérité qu'ils veulent dé-
guiser. Ils imitent en cela la politique
d'Aristote , qui après avoir puisé toutes les lumieres dans la vive source
de la science de son Maître Platon ,
fût assez hardi pour vouloir attenter
contre sa réputation , faisant paroître ses opinions tout-à-fait ridicules :
de même , sans choquer personne , je
dirai que ceux qui sont poussés de
cette vaine ambition , ont tort de
démentir le sçavant Hippocrate , de
qui l'antiquité a dit tout hautement:
*vir qui nec fallere nec falli unquam po-*
*tuit.*

J'avoue véritablement , comme
dit Seneque , que les Anciens n'ont
pas tout sçû , & que la postérité dé-
couvrira encore bien des choses :
*Multùm egerunt qui antè nos fuerunt ,*
*sed non peregerunt.* Mais il n'est pas
vraisemblable qu'Hippocrate & tous
ceux qui ont écrit depuis lui , se
soient trompés sur cette matiere :

c'est pourquoi il est constant , par la raison , l'autorité & l'expérience , que l'enfant peut vivre à sept mois , & non pas à huit. *(b)*

Quelques-uns m'objecteront peut-être qu'il se peut trouver des femmes bien disposées , vigoureuses & très-robustes , qui accoucheront heureusement le huitiéme mois , sans que pour cela leurs enfans viennent à mourir , mais je leur répondrai que cela n'est pas tout-à-fait impossible , & qu'il se peut faire , comme rap-

*(b)* Je sçai par expérience , dit *M. de la Motte, Accouch. p. 151*, que les enfans peuvent vivre à sept & à huit mois, mais mieux à huit qu'à sept, ceux-ci étant encore si petits & si foibles , qu'ils sont tous plus en danger de mort que l'on n'a lieu d'espérer pour leur vie , m'en étant mort beaucoup plus de ceux qui sont nés à ce terme peu avancé , qu'il n'en est échappé : au lieu que ceux dont j'ai accouché les meres à huit mois , se sont trouvés si forts , qu'ils se sont presque tous sauvés. Je ne puis demeurer d'accord , dit *M. Mauriceau , Accouch. l. 2. p. 203.* que ceux qui naissent à sept mois vivent plûtôt que ceux qui viennent au huitiéme : au contraire j'ai toujours connu par expérience qu'ils sont d'autant plus robustes qu'ils approchent du terme le plus naturel. Cela est contraire à l'opinion de beaucoup de personnes qui suivent aveuglement Hippocrate , fondés sur ces pretendus vains efforts qu'on dit être faits par l'enfant au 7e mois.

porte *Aristote*, *Hist.* 4. *des anim.* des
Egyptiennes & de quelques Espa-
gnoles, à cause de la douceur & de
la benignité de l'air de ces régions,
mais que pour l'ordinaire cela n'arrive pas, surtout dans ce pays-ci.

Il importe peu qu'on dise que celui qui vient à dix mois, a vie, &
que par conséquent celui de huit la
doit avoir aussi : car l'enfant qui
vient à dix mois est vital, parce qu'il
est bien plus robuste que s'il étoit venu à huit, parce qu'ayant demeuré
deux mois davantage dans la matrice, il est beaucoup plus fort & vigoureux pour pouvoir soutenir une
seconde secousse, sans courir risque
de sa vie ; & par conséquent ces ob-
jections ne sçauroient détruire le
sentiment d'Hyppocrate. Mais laiss-
fant cela à examiner à MM. les Médecins, je dirai que le tems le plus
naturel de l'accouchement est celui
de neuf mois, qui est le terme ordinaire ; car l'enfant étant en ce tems-
là plus robuste, & entierement per-
fectionné dans toutes ses parties, ne
demande qu'à sortir, & la matrice
ne pouvant plus souffrir une si gran-

de distension qu'il cause dans toutes
ses parties, fait le dernier effort pour
s'en décharger & le mettre dehors ;
c'est pourquoi l'enfant qui vient dans
ce tems-là est dit véritable à terme :
s'il passe, le plus loin qu'il peut aller, c'est le dixiéme, au-delà duquel
l'enfant ne doit pas être censé (*a*) légitime. Et quoiqu'Aristote assure dans
son 7ᵉ *liv. de l'Hist. des anim.* qu'un
enfant peut être porté dans la matrice jusqu'au onziéme mois, il faut
l'entendre non pas de l'onziéme mois
complet, mais seulement commencé ; c'est-à-dire, qu'une femme peut
porter son fruit jusqu'à dix mois
complets & an commencement de
l'onziéme, mais non pas jusqu'à la
fin. D'où vient que les Jurisconsultes n'admettent point pour enfant
légitime celui qui vient devant sept
mois, ni après le dixiéme mois de la
mort de leur pere.

(*c*) On regardoit autre-
fois comme suspects les
enfans qui venoient au
onziéme mois de la gros-
sesse, & Ulpian ne les
admet point aux succes-
sions legitimes. Mais on
est revenu de cette er-
reur, & les observations
fidelles de M. de la Mot-
te prouvent qu'il est vrai
qu'une femme peut ac-
coucher le dixiéme, le
onziéme, le douziéme
& même le treizieme
mois de sa grossesse.

Enfin pour terminer cette matiere, j'ajouterai ici qu'il y a deux fortes d'enfantemens, un naturel, & un contre nature.

Le naturel eft celui qui arrive dans le tems qu'il faut, & lorfque le fœtus a reçû fa derniere perfection.

L'enfantement contre nature eft celui qui n'arrive pas dans le tems qu'il faut, l'enfant n'étant pas dans toute fa perfection, ou bien lorfque l'enfant ne fe préfente pas dans la pofture qu'il faut pour fortir

---

# CHAPITRE V.

## *De la conception des Jumeaux.*

LA nature fage & prévoyante a fi bien ordonné toutes chofes pour la perfection & confervation de ce grand Univers, qu'elle a donné un certain inftinct & une inclination naturelle à tous les êtres de fe reproduire, & par ce moyen immortalifer leur efpece dans la propagation des individus mortels & périffables. Ainfi le monde demeure toujours dans ſon entier & dans ſa perfection , quoiqu'il ſouffre une perpétuelle viciſſitude & change-ment dans toutes ſes parties. C'eſt pourquoi il ne faut pas s'étonner ſi le Philoſophe a dit que la corrup-tion d'une choſe étoit la génération & la nouvelle production d'une au-tre. Car rien ne ſe perd , & la matie-re , quoiqu'elle ſemble s'anéantir par la corruption , elle ne périt pourtant pas , mais ſe dépouille de ſa premie-re forme pour en recevoir une autre quelquefois plus parfaite : *nihil abit in nihilum.* C'eſt ce que les Poëtes nous ont parfaitement expliqué par la Fable du *Phenix* , qui ſe voyant vieux & décrépit , bâtît lui-même ſon bûcher , ou il ſe voit brûler & réduire en cendre par le feu du ſo-leil , & pour en ſortir & renaître plus beau & plus parfait.

Car de même que d'un grain de bled pourri dedans la terre , en vient une infinité d'autres , cette vertu qu'il a de ſe renouveller étant éveil-lée par la fécondité de la terre & la douce lumiere du ſoleil , de même nous voyons parmi les animaux une

perpétuelle

perpétuelle génération & propagation pat le moyen de leur semence,
laquelle étant reçûë dans la matrice
qni est le champ fertile de la nature ( comme nous avons dit du grain
de bled dedans la terre ) vient à
être éveillée par les esprits & la faculté formatrice, en sorte que d'un
peu de semence qui semble s'anéantir & se corrompre dans elle, en
naît un nouvel animal, & bien souvent plusieurs d'une même portée,
comme nous voyons entre les Bêtes
de plusieurs especes; ce qui semble
avoir été fait par une providence
toute particuliere, attendu que la
plûpart des animaux doivent servir
de nourriture aux autres, ce qui n'arrive pas entre les hommes; & par
conséquent il n'étoit pas nécessaire
que les femmes eûssent plusieurs enfans d'une même portée.

Mais comme c'est une chose assez
ordinaire de voir des jumeaux, je
dis qu'une femme peut avoir naturellement deux enfans d'une même
portée; s'ils viennent à être formés
dans le même tems, ils s'appellent

jumeaux : mais ſi l'un étant déja conçû & formé, quelque tems apres il vient à ſe faire une nouvelle réception de ſémence dans la matrice, en ſorte qu'il s'en produiſe un autre, la génération du dernier eſt appellée ſuperfœtation, comme ſi l'on diſoit, production d'un fœtus ſur un autre déja formé & organiſé. Mais pour reprendre mon premier ſujet, je dis que les femmes peuvent avoir deux enfans d'une même portée, & non pas davantage ; c'eſt pour cette raiſon que la nature ne leur a donné que deux mammelles, à la différence de pluſieurs autres eſpeces d'animaux.

Il reſte maintenant à parler des cauſes & des ſignes de la génération des jumeaux. ( *a* )

(*a*) On voit aſſez ſouvent des femmes engendrer deux enfans à la fois, & malgré ce qu'en dit l'Auteur, on en voit groſſes de trois, mais l'accouchement de quatre enfans eſt plus rare. *Gellius* rapporte, *liv. 10. cap. 2.* l'hiſtoire d'une femme qui en a eu cinq, ce qu'on dit être ordinaire à cette Nation. M. Seignette, *journ. des Sçav. an. 1684, Avril,* parle d'une femme qui étoit accouchée de neuf enfans, & que l'année précedente elle étoit accouchée de onze.

La cause de la génération des jumeaux ( *b* ) selon Hyppocrate , n'est
autre chose que la division de la semence , c'est-à-dire , si dans une
même éjaculation la semence vient
à se diviser en deux portions différentes , qui étant conçuës & retenuës séparément aux deux côtés de

(*b*) Quelques Anciens prétendoient que les Ju-meaux de différens sexes ne venoient que de ce que les semences n'a-voient pas été bien mê-lées , & de ce que cha-que semence n'avoit point été developpée par une chaleur étran-gere. Quelques autres croyoient que les Ju-meaux des différens se-xes ne venoient que de ce que les semences n'ayant pas été bien mê-lées , avoient pris divers postes dans la matrice ; & de ce que dans l'ute-rus il y avoit un côté pour les mâles , & un autre côté pour les fe-melles.

Ces opinions qui ne sont que de pures idées , ne sont pas soutenables, & l'on ne peut attribuer le nombre des enfans qu'au nombre d'œufs qui tombent dans la ma-trice : car de même qu'un seul grain de se-mence ne produit qu'un arbre , de même aussi un seul œuf ne produit qu'un fœtus. Ainsi quand on en voit deux, c'est qu'il s'est detaché deux œufs de l'ovaire , qui sont descendus dans la matrice.

Il peut se faire cepen-dant qu'il vienne deux jumeaux d'un seul œuf, comme nous voyons qu'il arrive quand il y a un monstre double. Les jumeaux qui vien-nent de deux œufs ont chacun leurs tuniques separées & leur Placen-ta. Dans ceux qui vien-nent d'un seul œuf, on trouve souvent du moins une tunique com-mune.

la matrice, chacune forme un enfant à part.

Mais de sçavoir d'où vient que
les jumeaux sont quelquefois d'un
même sexe, & quelquefois sont
mâles & femelles, la semence étant
la même, Hyppocrate dit dans son
Liv. *de naturâ pueri*, que la cause de
cette diversité de sexe est la diverse
disposition de la semence, c'est-à-
dire, sa force & sa foiblesse, & surtout si elle est éjaculée à diverses
reprises ; ce qui fait qu'il est bien
difficile que la semence venant à se
diviser, puisse être d'une égale force en toutes ses parties : mais étant
composée de diverses parties hété-
rogènes, & n'étant pas éjaculée
tout-à-la-fois dans la matrice, il
s'ensuit que si une portion est plus
forte, plus cuite & mieux élaborée
que l'autre, elle produira un mâle ;
& au contraire de la portion qui se
rencontrera la plus foible & la moins
élaborée, s'engendrera une femelle ;
& c'est ce qui arrive ordinairement
dans le cours de la nature.

Mais si la semence se rencontre
d'une égale force dans toutes ses par-

ties spiritueuses, & bien élaborée, elle produira deux mâles : au contraire si elle se rencontre également foible en toutes ses parties, elle produira deux femelles, qui ne demandent pas tant de perfection dans la semence pour la génération.

Cela supposé, il faut remarquer premierement que si une femme accouche de deux jumeaux qui soient d'un même sexe, il n'y doit y avoir qu'un arriere-faix, car ils font renfermés tous les deux dans le même délivre, en sorte néanmoins que chacun a ses vaisseaux ombilicaux à part ; mais s'ils sont de divers sexes, c'est-à-dire mâle & femelle, ils seront séparés par diverses membranes, & auront chacun son délivre à part : ce qui semble avoir été fait par une providence admirable de la nature, qui semble vouloir inspirer aux hommes, dès le premier moment de leur conformation, des loix & des regles pour la chasteté.

Secondement, pour ce qui regarde les marques assurées de la conception des jumeaux, je réponds qu'on n'en peut avoir de certaines, sinon qu'il paroît ordinairement comme deux tumeurs à la région de la matrice, en sorte que le ventre paroît comme séparé en deux, ayant une petite fosse au milieu ; car ces deux fœtus étant en quelque maniere séparés entre eux, il est nécessaire qu'il paroisse entre-deux comme une espece de fosse & de division.

Quelqu'un demandera peut-être d'où vient que les jumeaux sont presque toujours semblables, & ont un grand rapport même pour les mœurs. Je lui répondrai qu'il est vrai que les jumeaux *(c)* sont presque toujours semblables, eû égard à la figure &

(*c*) Dans le système des vers, si l'on suppose que l'animal ressemble au pere, comme tous les vers des autres animaux ressemblent aux mâles qui les fournissent, & que la vesicule fournie par la femme est comme un moule où est empreinte la figure de la mere, l'animal conservera en partie sa figure, & prendra en partie celle du moule où s'est introduit le ver. Si le ver est d'une grosseur à remplir exactement la vesicule, sa figure flexible prendra celle du moule, & ressemblera à la mere : si au contraire il n'y est pas serré, il conservera sa figure primitive, & ressemblera au pere. Par-là il est aisé d'expliquer pourquoi les jumeaux se ressemblent ordinairement, & d'où vient on participe quelquefois en partie du pere & en partie de la mere.

proportion du corps , & même quelquefois au tempérament , ce qui
arrive en partie à caufe de l'égalité
du lieu où ils font enfermés , comme auffi parce qu'ils font conçus en
même-tems & par une même femence dont ils font tous deux formés & nourris par un même fang ;
mais ils ne font pas toujours femblables pour les mœurs , comme on
peut voir par l'hiftoire de Jacob &
d'Efaü dans la fainte Ecriture , &
comme l'on peut obferver tous les
jours.

Troifiémement , il faut remarquer
qu'on dit ordinairement que fi une
femme accouche de deux jumeaux ,
dont l'un foit mâle , & l'autre femelle , pour l'ordinaire la femelle
meurt , ou elle eft toujours malade
& beaucoup plus foible , parce que
le mâle étant plus fort & robufte , attire toujours à foi la meilleure & la
plus grande partie de l'aliment dont
ils font formés & entretenus dans la
matrice. De-là vient qu'étant déja
débile par fa conftitution , & privée
de la meilleure portion de fon aliment , il faut qu'elle foit foible &
mal-faine.                    C iiij

Enfin il faut obſerver que cette multiplicité de cellules que quelques-uns admettent avec Ariſtote, eſt une pure illuſion, car la matrice n'eſt diviſée que par une ſimple ligne, en partie droite & en partie gauche. Il ne faut pas croire qu'elle ſoit ſéparée par diverſes cellules, en ſorte qu'il y en ait une de chaque côté pour loger deux jumeaux, & une moyenne, comme Ariſtote a voulu, mais qu'elle ne comprend qu'une ſeule cavité. Car quoique Galien ait dit, au ſentiment d'Hyppocrate, *liv. des uſages des parties*, que les mâles ſont pour l'ordinaire engendrés & conçûs au côté droit de la matrice, & les femelles au gauche, néanmoins il arrive bien ſouvent le contraire, ce qui me fait croire que nous n'en ſçaurions avoir aucune marque ni ſigne aſſuré, non plus que pour ſçavoir ſi une femme eſt groſſe d'un mâle ou d'une femelle, n'en ayant point de ſigne univoque, mais tous équivoques.

# CHAPITRE VI.

## *De la superfœtation , & de ses causes.*

COMME la superfœtation a une grande analogie avec la génération des jumeaux , l'ordre demande que nous en traitions ensuite.

Par la superfœtation nous entendons une seconde conception , qui arrive lorsqu'un enfant est déja formé & organisé dans la matrice , en sorte qu'après qu'une femme a conçû , elle vienne quelque tems après à concevoir un autre enfant ; & quoique les superfœtations arrivent rarement aux femmes , & plus souvent aux brutes & aux autres animaux , elle ne laisse pas d'être un effet de la nature qui n'est jamais oisive , mais qui travaille toujours quand elle trouve de la matiere disposée.

Il est vrai que quelques Auteurs

ont dit que la superfœtation (*a*) arrivoit toujours contre nature, parce qu'ils ont crû que l'orifice interne de la matrice, après qu'une femme avoit conçû, se fermoit très-exactement, en sorte que rien n'y pouvoit entrer, & que par conséquent elle ne pouvoit plus recevoir une nouvelle semence, pour faire une autre génération : il est vrai qu'elle arrive rarement, mais il suffit qu'elle soit arrivée quelquefois, pour conclure qu'elle n'est pas impossible. Elle se peut prouver non seulement par l'expérience, mais aussi par l'autorité de plusieurs graves Auteurs. Car Hyppocrate le soutient dans son Livre qu'il a fait de la superfœtation ;

(*a*) Les sentimens sont partagés sur la possibilité de la superfœtation : les uns l'admettent, fondés sur plusieurs observations qui semblent favoriser cette opinion. Ceux qui sont d'un sentiment contraire avoüent bien la possibilité de la superfœtation dans certains animaux, comme dans les Lapines, les Chiennes, les Chattes, les Truyes, & tous les autres animaux dont la matrice est separée en plusieurs cellules, parce que dans chacune de ces cavités il s'y peut placer un petit en differens tems. Mais ils la nient dans les femmes, dont la matrice n'a qu'une seule cavité, dans laquelle il ne peut être admis un second embryon, quand elle est remplie d'une premiere conception.

& Aristote en parle 4. chap. du 7. Liv. qu'il a fait de l'histoire des animaux.

D'ailleurs, il n'y a pas de répugnance à croire, puisqu'elle arrive aux autres especes d'animaux, qu'elle ne puisse aussi arriver à la femme ; mais de sçavoir comment elle arrive, c'est la grande difficulté. Car la cause de la superfœtation est incertaine, & n'a jamais été bien expliquée par les Auteurs. Quelques-uns ont voulu que lorsqu'une femme a conçû, la matrice étant pleine, elle ne puisse plus rien recevoir dans sa capacité, comme étant très-exactement fermée.

D'autres veulent que quoique la femme ait conçû, & que l'orifice interne de la matrice soit fermé pour retenir la semence, il ne laisse pas quelquefois de s'ouvrir ; & que s'il arrive dans ce tems-là une nouvelle décharge de semence & qu'elle la reçoive, pour lors la superfœtation doit arriver.

Mais la plus véritable opinion est que la superfœtation est possible, sur tout dans les femmes qui sont extrêment sanguines, parce que quoiqu'elles ayent conçû, elles ne laissent

pas d'avoir beaucoup de ſang ſuperflu , lequel étant contenu dans la
matrice , la relâche & l'oblige bien
ſouvent à s'en décharger ; & de-là
vient que pluſieurs femmes ſont ré-
glées même pendant tout le tems
de leur groſſeſſe , ſe purgeant par les
vaiſſeaux du col de la matrice , ce
qui ne ſçauroit arriver ſans une mani-
feſte ouverture de l'orifice interne de
la matrice , pendant lequel tems s'il
arrive qu'une femme vienne à habi-
ter avec ſon mari , ſans doute la ſemence y ſera reçue dans le fond ,
& il s'en formera un nouveau fœtus,
qui ſera celui qu'on appellera proprement une ſuperfœtation.

Quelqu'un dira peut-être qu'il eſt
impoſſible que lorſque la femme
vient à accoucher du premier fœtus formé , l'autre puiſſe ſupporter
toutes ſes rudes ſecouſſes , ſans ſortir en même-tems hors de la matrice ; mais il faut conſidérer que lorſque la ſuperfœtation arrive , les deux
fœtus étant formés differemment &
en divers tems , ils ſont chacun enveloppés dans des membranes propres , & ont les vaiſſeaux ombilicaux
différens , d'où ils prennent leur

nourriture. C'eſt pourquoi il ne faut pas s'étonner ſi la nature chaſſe le parfait pour retenir celui qui ne l'eſt pas encore.

---

# CHAPITRE VII.

## Des Monſtres.

ENTRE les conceptions vicieuſes & qui ne ſont point naturelles, on peut rapporter avec juſte raiſon les monſtres & la mole. C'eſt pourquoi mon deſſein étant de parler de tout ce qui concerne les accouchemens, comme ces ſortes de génération arrivent quelquefois, j'ai crû qu'il ne ſeroit pas tout-à-fait hors de propos d'en dire quelque choſe en général dans le premier Livre, en attendant de ſatisfaire entierement la curioſité du Lecteur par des obſervations particulieres que j'en ai faites dans le ſecond.

La nature tâche toujours, en ce qui lui eſt poſſible, de parvenir à la fin qu'elle s'eſt propoſée dans la génération, à moins qu'elle n'en ſoit

empêchée par le vice de la matiere
fur laquelle elle travaille. Car fi la
fémence eft défectueuse en quantité
ou en qualité , plûtôt que de ne
rien produire , elle produit ce qu'elle
peut , & voilà d'où vient une infinité de générations monftrueufes ,
mais principalement parmi les animaux.

Ariftote *au* 2. *Liv. de la Phyf.* dit
que le monftre n'eft autre chofe
qu'une faute de la nature , qui ne
peut parvenir à la fin pour laquelle
elle agit , en étant empêchée par le
vice de fes principes , c'eft-à-dire ,
de la fémence & du fang menftruel.
Les monftres arrivent en bien des
manieres , mais entre un grand nombre de differences qu'on en pourroit
faire , je me contenterai de décrire
les principales.

Les monftres donc arrivent ou à
l'égard du fexe , ou de la conformation. Les monftres arrivent au fexe
lorfque l'enfant eft d'un fexe incertain & douteux , en forte qu'il foit
bien difficile de connoître s'il eft un
mâle ou une femelle , ou bien lorfqu'il a les deux fexes , comme il ar-

rive aux Hermaphrodites *(a)*.

Les monftres *( b )* arrivent en la conformation , quand la figure , la

*( a )* On donne le nom d'Hermaphrodites à ceux qui ont les deux fexes à la fois. Les uns attribuent leur caufe aux aftres , d'autres croyent qu'ils fe forment pendant l'écoulement des regles , ou que l'homme & la femme ayant contribué tous deux également à la generation , la faculté formatrice imprime autant qu'elle peut fur ce corps les caracteres d'homme & de femme. Mais les Modernes qui admettent le fyftême des œufs , expliquent la caufe des Hermaphrodites par la preffion qui detruit plufieurs parties des vers unis, ou à leur monftruofité originaire , comme nous allons voir en expliquant la caufe des Monftres dans ce fyftéme.

*( b )* Il y a deux fentimens parmi ceux qui admettent les œufs. Les uns veulent que les Monftres foient l'effet de quelque accident arrivé aux œufs : les au-tres prétendent qu'il y a des œufs originairement monftrueux ; les derniers n'ont pas de peine à expliquer la caufe des differens monftres , puifque l'embryon de l'animal , qui n'eft prefque qu'une goutte de liqueur , organifé cependant , ne fait que fe developper : au lieu que les premiers admettent plufieurs embryons qui fe collent enfemble au feul contact. S'ils fe font rencontrés au front , les deux enfans feront unis par le front : s'ils ont été preffés l'un contre l'autre par quelque caufe étrangere , les deux petites machines fe brieront & fe detruiront totalement. Si de ces deux petits vers introduits dans un feul œuf , le plus fort écrafe quelque partie du plus foible , ou fi la partie la plus forte entraine tout le fuc nourricier , la partie la plus foible périra , & il en peut naître un monftre avec deux têtes fur un même corps.

grandeur, le nombre ou la situation
des parties du corps sont perverties,
ce qui arrive par trois causes : sçavoir, ou par l'excès, ou par le défaut de la semence, ou par la confusion & divers mêlanges qui se trouvent en elle ; car premierement si la
semence est en plus grande quantité
qu'il ne faut, il s'engendrera un fœtus avec deux têtes ou quatre bras :
au contraire, s'il y a défaut de sé-
mence, l'enfant qui sera engendré
sera mutilé en quelqu'une de ses parties : mais s'il arrive qu'il se fasse
avec une confusion & un mêlange
de diverses semences dans la matrice, il s'engendrera des monstres de
diverses especes. Ainsi on a vû bien
souvent des monstres effroyables qui
ont été produits par le mêlange de
la semence de divers animaux différens en espece, lorsqu'ils s'accouplent indifféremment les uns avec
les autres, comme il arrive bien
souvent en Affrique & dans l'Egypte,
au rapport d'Aristote, où plusieurs
animaux différens venant à se rencontrer ensemble en divers endroits
de ce pays, & principalement proche

des

des eaux , s'accouplent indifféremment enfemble , en forte que de la
femence de deux animaux différens
en efpece , il s'engendre un troifié-
me qui participe de tous les deux ,
quelquefois ni de l'un ni de l'autre.

Bien fouvent les monftres arrivent auffi par l'imagination forte de
la mere dans le tems de la conception : ainfi on voit dans l'Hiftoire ,
qu'une Dame de qualité regardant
attentivement le portrait d'un Maure qu'elle avoit au ciel de fon lit, accoucha d'un enfant qui étoit un vrai
Maure.

Enfin j'ajouterai ici que les monftres arrivent quelquefois par puni-
tion ( *b* ) de Dieu , voulant venger

( *b* ) Les Anciens ne fçachant à quoi attribuer cette bifarrerie de la na-ture , regardoient les monftres comme des ef-fets de la colere divine. Auffi les faifoit-on périr en les étouffant ou en les jettant dans l'eau. On les regarda enfuite comme des êtres de mau-vais augure , & qui étoient funeftes aux Etats & aux Républi-ques. C'eft pourquoi quand il en naiffoit , on faifoit faire des priè-res publiques pour ap-paifer la colere des Dieux. Cette erreur re-gnoit encore du tems d'Ambroife Paré , qui , *liv.* 25. *des monftres* , dit que l'année de la naif-fance d'un monftre à deux têtes qui parût en Allemagne , fut remplie de prodiges & de mi-fere.

les péchés & les crimes des hommes.
Mais cette derniere cause ne regarde
point du tout le Médecin, encore
moins le Chirurgien.

## CHAPITRE VIII.

### *De la génération de la Mole.*

ON peut avec raison rapporter
la mole au nombre des générations monstrueuses, puisque c'est en
quelque maniere une espece d'erreur
de la nature qui s'écarte de sa premiere intention, qui étoit de former un animal parfait, en étant em-
pêché par le défaut de la matiere,
qui est ou mal disposée ou maladive,
ou en quelque façon étouffée par
la trop grande quantité de sang qui
afflue dans la matrice pour la formation des parties charnues : car afin
que la conception se fasse comme il
faut, deux conditions sont requises
selon Hyppocrate.

Premierement, que la matrice soit
bien tempérée, & que les semences
qui y sont versées soient pures, fé-

condes & retenues en elle. Il faut qu'elles foient pures, c'eft-à-dire d'un pere & d'une mere qui foient bien difposés naturellement, & non maladifs, & dans un âge propre pour produire une femence fertile. Elle doit donc être verfée & retenuë dans la matrice fans aucun mêlange de fang, qui ne doit affluer que quelque tems après, lorfque toutes les parties fpermatiques en ont été formées, autrement l'ouvrage de la faculté formatrice eft entierement confondu & perverti, en forte que la nature qui n'eft jamais oifive, mais qui travaille toujours & produit fon ouvrage felon qu'elle trouve la matiere difposée à recevoir les impreffions qu'elle lui veut donner, plûtôt que de ne rien produire, forme une mole (*a*) au lieu d'un parfait animal, qui n'eft autre chofe qu'une

(*a*) On entend par mole une maffe de chair d'une figure prefque fpherique, qui s'engendre & croît dans la matrice à la place d'un enfant. Sa groffeur eft indeterminée; elle eft tantôt très-petite & tantôt confiderable. Elle eft d'une fubftance tantôt fpongieufe & pulpeufe, & tantôt membraneufe: elle renferme quelquefois des ferofités, & quelquefois des Hydatides.

maſſe de chair oiſive, informe, &
dure, engendrée dans la matrice
d'une ſemence foible & maladive,
qui commence véritablement la formation des parties ſolides, mais ne
la peut achever, à cauſe qu'elle eſt
foible, ou qu'elle eſt ſuffoquée par
la trop grande abondance de ſang;
en ſorte qu'au lieu d'engendrer un
animal elle ne produit qu'une maſſe
de chair informe, ſans aucun mouvement animal, car, à toute rigueur,
on ne lui peut accorder que quelque
mouvement de palpitation procuré
par des artères.

De ce que nous venons de dire,
il eſt aiſé de conclure, avec Hyppocrate, que les cauſes (*b*) véritables

(*b*) Les Anciens pen-
ſoient que la mole étoit
produite par le ſang
menſtruel retenu dans la
matrice, ſans que la ſe-
mence de l'homme y ait
quelque part. Quoique
pluſieurs Auteurs nou-
veaux confirment la ge-
neration des moles ſans
le mélange des deux ſe-
mences par pluſieurs hiſ-
toires de filles qui en
engendroient ſouvent
ſans copulation, ce ſen-
timent eſt rejetté par
d'autres, qui ſoutien-
nent que la mole ne
peut s'engendrer ſans le
commerce d'un homme,
étant regardée au con-
traire comme une veri-
table conception : on
avoue bien qu'elle ne
peut venir que d'un œuf,
mais tout le monde ne
convient pas qu'il faille
qu'il ſoit fecondé, par-
ce qu'ils penſent qu'il
ſuffit que cet œuf tombe

de la mole ne sont autre chose que
le défaut de la semence virile , lorsqu'elle est en trop petite quantité ,
& qu'elle est maladive , ou qu'une
trop grande quantité de sang l'é-
touffe & confond entierement les
premiers linéamens de toutes les parties.

Il ne reste plus qu'à décrire les
marques (c) & les veritables signes ,

dans la matrice , s'y at-
tache , s'y nourrisse pour
prendre accroissement ,
& former une mole.
Ceux qui veulent qu'un
vers soit entré dans
l'œuf , disent que bien-
tôt après le ver y meurt ;
que l'arriere-faix ne s'é-
tant pas detaché, il prend
sa nourriture , & même
d'autant plus abondam-
ment , que rien n'a été
employé à la nourriture
de l'embryon ; ce qui fait
qu'il devient épais &
constitue une masse in-
forme. Si le placenta a
plus profité que les en-
veloppes , la mole est
compacte & spongieu-
se ; si c'est le chorion
ou l'amnios , la mole est
membraneuse. Si les val-
vules des vaisseaux lym-
phatiques ont retenu la
lymphe , il y a des hy-
datides.

(c) Dans la concep-
tion de la mole on re-
marque les mêmes acci-
dens que dans la con-
ception d'un enfant;mais
ils varient dans le cours
de la grossesse. Une fem-
me grosse d'une mole ,
en se remuant dans le
lit , sent un poids qui
tombe de côté & d'au-
tre ; elle en est plus incommodée que d'un en-
fant , par des lassitudes
dans les cuisses & dans
les jambes , par une pe-
santeur qu'elle sent au
bas-ventre , qui a la fi-
gure approchant de la
spherique ; elle ne sent
point de mouvement au
quatrieme ou au cin-
quieme mois de la gros-
sesse. Quand tous ces si-

pour pouvoir connoître si une femme est grosse d'une mole , Hyppocrate tire ces signes de quatre chefs
particuliers , dans le livre qu'il a
fait des maladies des femmes, sçavoir
de la tumeur du ventre , du mouvement du lait & du tems de la portée ;
car premierement , lorsqu'une femme est grosse d'une mole , le ventre
enfle plutôt , & la tumeur paroît
dure au tact, & est portée avec beaucoup plus de peine que si c'étoit un
enfant.

Secondement, si après le troisiéme
ou quatriéme mois de la grossesse la
mere n'apperçoît aucun mouvement,
c'est signe que la conception est vi-
cieuse, & qu'il y a danger d'une mole.

Troisiémement , selon Hyppocrate , si le lait ne vient point aux mammelles dans le tems qu'il faut, c'en
est une marque assurée. Mais le même Auteur veut que le plus assuré
signe, soit celui du tems de la portée

gnes se réunissent , on peut s'assurer que la fem-me porte une mole. Au reste la plûpart de ces accouchemens sont dif-ficiles , à cause de la fi-gure spherique de la mo-le, qui ne donne pas de prise à l'Accoucheur. Ce mouvement qui dans une grossesse d'enfant excite des contractions à la matrice , en facilite l'exclusion.

de l'enfant, car si elle excéde le onziéme mois, qui doit être son plus
long terme, qu'il ne paroisse aucune
marque d'hydropisie, on aura lieu
d'assurer que c'est une mole & non
pas un enfant ; en effet, selon Hyppocrate, la mole ne vivant pas d'une
vie parfaite, & n'ayant pas besoin de
respiration, demeure quelquefois
deux ans & quelquefois trois, &
d'avantage dans la matrice, & même
quelquefois durant toute la vie, comme veut Aristote, dans le 4 liv. de la
générat. des anim. parce que n'étant
point un animal, comme dit le même Aristote, & n'ayant point de
mouvement, elle n'a point besoin de
respiration, ni ne sollicite en aucune
maniere la matrice à s'en décharger,
& à la mettre dehors. Enfin, la derniere chose qui nous manifeste la mole, c'est quand tout ce que nous venons de dire ayant précedé, la femme
grosse acquiert une couleur blême &
cadavereuse, avec un amaigrisse-
ment & une émaciation universelle
de tout le corps.

D iv

# LIVRE SECOND.

*De plusieurs observations que j'ai faites sur toutes sortes d'Accouchemens tant naturels que contre nature, avec une méthode facile pour faire toutes sortes d'Accouchemens, sans se servir de crochet ni d'aucun autre instrument que la main seule.*

## CHAPITRE PREMIER.

*La maniere de toucher une femme, pour tirer indication de l'Accouchement.*

LE premier pas qu'on doit faire dans la pratique des acouchemens, est de toucher les femmes grosses de la maniere qu'il est nécessaire, pour pouvoir facilement connoître si toutes les choses qui doivent concourir à rendre un accouchement heureux, se rencontrent bien disposées ; c'est pourquoi j'ai crû ne

CHAP.      I.

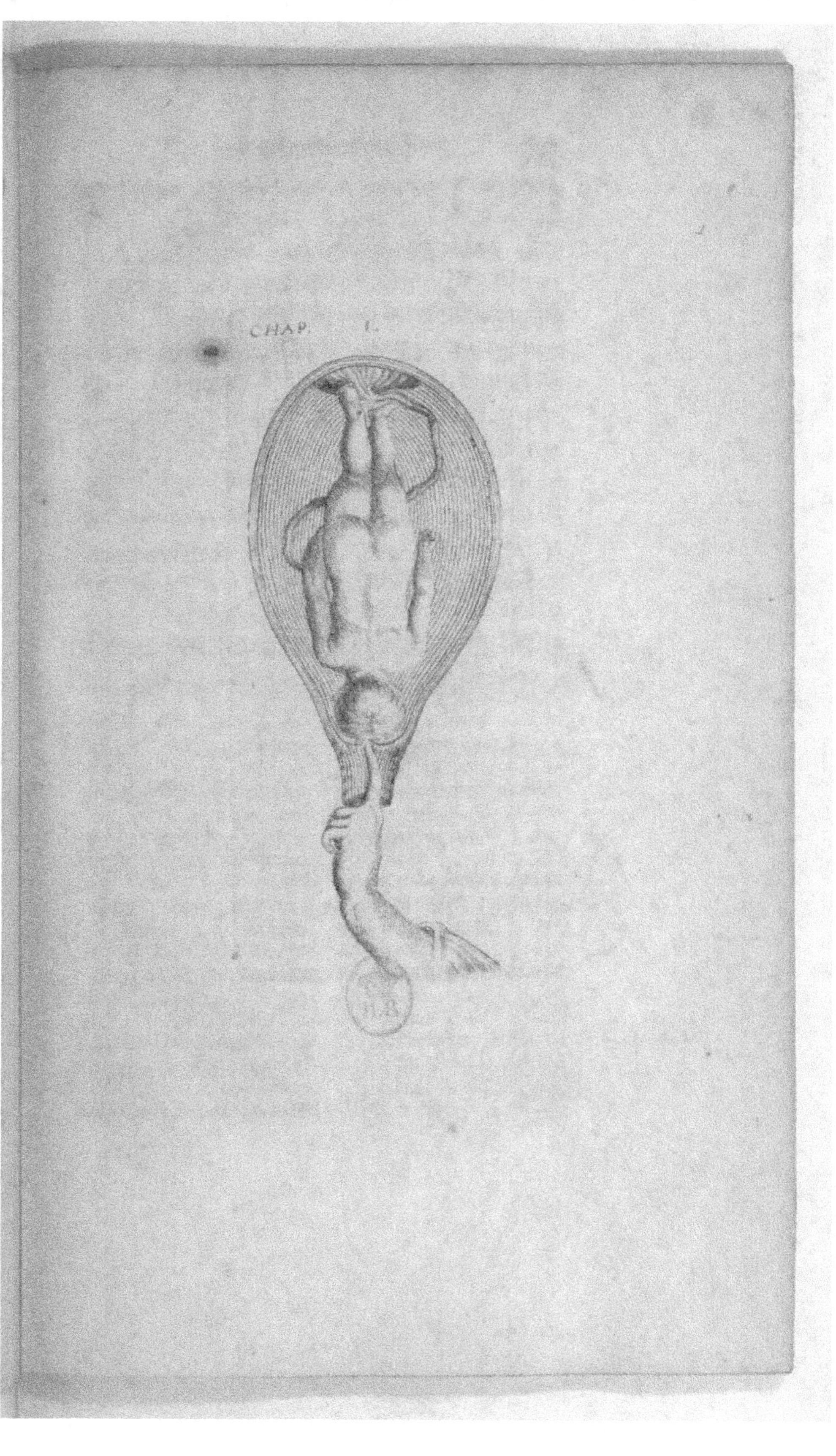

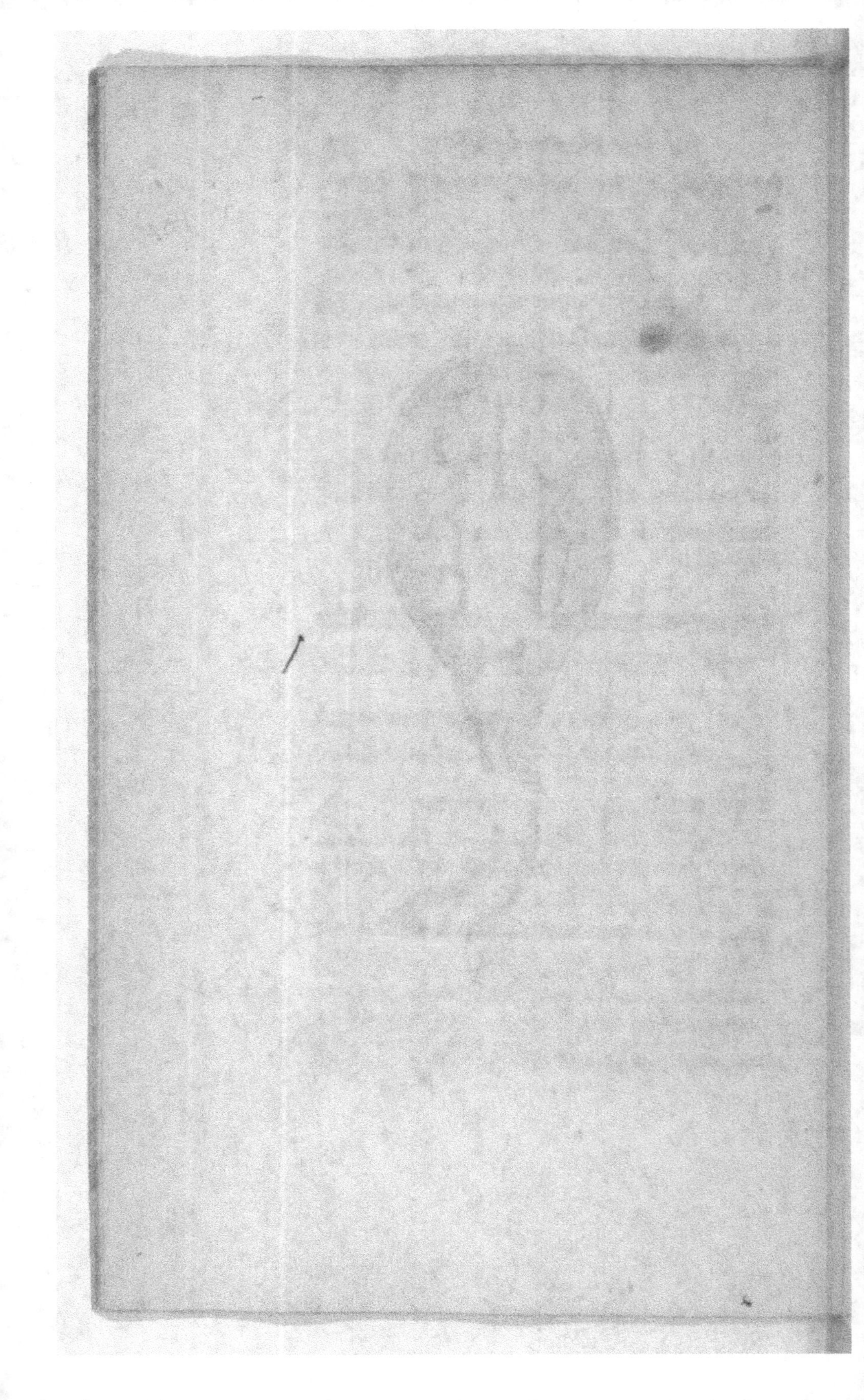

pouvoir mieux le commencer qu'en décrivant auparavant la methode avec laquelle on doit toucher les femmes prêtes d'accoucher , auparavant que de fe mettre en état de les délivrer , ce qui n'eft pas peu important à fçavoir aux Chirurgiens-Accoucheurs & aux Sages-femmes, puifque de-là nous devons tirer nos indications du travail, & des divers préfentations du fœtus , felon l'ordre de la nature , ou lorfqu'il arrive contre nature : or, pour bien en juger , (*a*) il faut que la femme foit mife dans une fituation convenable, qui eft de la faire coucher fur le dos ,

(*a*) On entend par accouchement l'introduction d'un ou de deux doigts de la main, frottés de quelque fubftance graffe , dans le vagin , pour reconnoître l'état où fe trouve l'orifice de la matrice , & l'efpace que forment les os du baffin. On jugera que l'accouchement fera heureux , fi la matrice eft bien placée , & fon orifice difpofé à fe dilater facilement, fi l'efpace que laiffent les os du baffin peut donner un paffage libre , fi le fœtus fe préfente bien , & s'il a les parties d'une grandeur proportionnée au paffage. Or la matrice doit avoir fon orifice dans le milieu de l'efpace du baffin , pour que les eaux prennent une forme large, plate & étenduë dans toute la circonference du fond du vagin , car ce font des fignes que l'enfant préfente bien la tête, dont on fent la fontanelle avec le doigt.

les feſſes un peu élevées, enſorte que les talons approchent le plus près dés feſſes qu'ils pourront, & après lui avoir fait écarter les cuiſſes, on introduira un ou deux doigts oints de beure ou autres liqueurs onctueuſes dans le col de la matrice, par-deſſous la couverture, les portant doucement le plus haut qu'on pourra pour juger de l'orifice (b) interne de la matrice, pour ſçavoir ſi l'accouchement ſera prompt & tardif; & enſuite on tirera indication de tout ce qu'on aura touché, & ſi on trouve quelque mauvaiſe préſentation de l'enfant, on en fera un prognoſtic pour juger de ce

(b) Les Auteurs prétendent que pendant les deux premiers mois de la groſſeſſe, l'orifice de la matrice eſt exactement fermé : & M. Mauriceau dit que dans ce tems-là elle reſſemble aſſez au muſeau d'un chien nouveau-né ; mais qu'après les deux ou trois premiers mois, cet orifice ſort moins en dehors, & devient plus plat & plus mince, il commence à s'ouvrir dans quelques-unes, ſuivant leurs diſpoſitions. Quand le tems de l'accouchement eſt venu, l'orifice eſt ouvert, & on reconnoîtra que la tête ſe préſente, ſi à travers les membranes on ſent un corps dur, égal, uniforme dans toute la circonference de l'orifice. Car quand on ſent un corps mol, c'eſt une marque que le fœtus préſente les feſſes ou le ventre. S'il eſt inégal, c'eſt un pied, une main ou un genou.

qu'on aura à faire, car l'indication qu'on tirera d'un enfant bien tourné, doit être bien différente de l'indication de celui qui est contre nature.

Ce n'est pas qu'on ne puisse toucher une femme debout ou assise, à la renverse, ou sur une chaise, mais il est à craindre que le Chirurgien ou la Sage-femme venant à entrer dans le tems que les douleurs prendront à la femme, les eaux ne percent, & que l'enfant ne suive immédiatement & ne tombe par terre, comme je l'ai vû arriver plusieurs fois, c'est pourquoi je crois qu'il est plus à propos que la femme soit sur son lit en la situation que j'ai dit, d'autant que le col de la matrice s'ouvre & se dilate mieux en cette posture qu'en toute autre.

Les eaux étant donc (c) percées, il faut attendre que le fruit tombe de soi-même, étant dans sa parfaite ma-

(c) Il est avantageux que les eaux ne s'écoulent que dans le tems de l'accouchement, à cause que ces parties molles & lubrifiées par leur présence, prêtent & rendent le passage plus libre; cependant quand ces eaux sont écoulées, & que la plus grande partie de la tête paroît, on ne doit pas se presser; quelques marques qu'on ait d'un accouchement prochain, mais il faut laisser agir la nature.

turité, sans rien précipiter, quand même il y auroit quatre ou cinq jours que la mere seroit en travail, comme il arrive assez souvent, à moins qu'il ne survienne quelque accident qui nous y oblige, comme des convulsions, ou quelque grande perte de sang.

(*d*) Pour ce qui est de celui qui se présente contre nature, il est de la prudence du Chirurgien Accoucheur, & autres versés dans cette pratique, de faire son devoir, & de ne point différer l'extraction de l'enfant, comme j'ai fait, & que je dirai au chapitre suivant, sans attendre que les forces de la mere soient entiérement abbattues, pourvû qu'il y ait prise & une ouverture suffisante, on n'en doit faire aucune difficulté, & le plûtôt est toujours le meilleur, tant pour la mere que pour

(*d*) On peut connoître par l'attouchement si l'operation sera difficile, comme si les eaux sont longues & minces, & qu'elles s'avancent dans le vagin, c'est signe que l'enfant ne présente pas la tête, ou que la matrice est oblique. On connoit aussi que la tête est trop grosse & le bassin trop étroit, quand le sommet est avancé, & que la matrice directement tournée vers le bassin, reste trop haut.

l'enfant ; pour la mere, afin de la délivrer bientôt des douleurs qu'elle fouffre, & pour l'enfant, afin de lui pouvoir donner au plûtôt le Sacrement de Baptême, en cas d'un extrême danger, obfervant auffi que fi l'enfant eft en danger de mort, ou que l'accouchement foit périlleux, on pourra ondoyer *(e)* la premiere partie qui fe préfentera, foit le pied ou la main.

J'avertirai ici qu'il ne faut pas fe trop preffer dans cette opération, & de ne pas imiter quelqu'un de ceux qui s'en mêlent, qui ne font pas plûtôt entrés, qu'ils voudroient d'abord avoir expédié leurs opérations, ce qui va bien fouvent au

*(e)* Il n'y a pas de doute qu'on ne puiffe ondoyer le membre qui paroît d'un enfant vivant. Mais quand l'enfant eft encore dans le ventre de la mere, peut-on l'ondoyer ? Le Baptême ne doit avoir lieu que dans les cas où l'orifice de la matrice permettra l'introduction du doigt, car alors introduifant le canon d'une feringue dans la matrice pour conduire l'eau jufques fur quelque partie du corps du fœtus, fi on doute que l'enfant foit vivant, on le baptife fous condition, en difant ces paroles, avec intention de faire ce que l'Eglife Chrétienne ordonne en pareil cas : *Si tu es vivant, je te baptife au nom du Pere & du Fils, & du Saint Efprit. Ainfi foit-il.*

préjudice de la mere & de l'enfant
qu'ils tirent par morceaux, irritant
tellement la matrice par les violences qu'ils y font, qu'ils l'enflam-
ment, en sorte que quelquefois la
gangrene y survient, ce qui cause
la mort très-souvent à la mere. J'ai
ajouté ceci pour avertir en général
qu'on ne peut trop prendre ses pré-
cautions, ni agir avec trop de prudence dans cette opération.

# CHAPITRE II.

## *Des Accouchemens prompts.*

SI l'on voit des femmes parfaitement connoître les momens &
l'instant qu'elles ont conçû, il s'en
trouve aussi bien souvent qui connoissent, à une heure près, le tems
qu'elles doivent accoucher, quelques douleurs & incommodités
qu'elles puissent souffrir, comme il
arrive assez souvent pendant le tems
de leur grossesse, que quelques-unes
sont attaquées des douleurs de coliques, de ventosités, de ténesme,

& autres incommodités semblables, ce que l'expérience (a) nous fait voir tous les jours.

Les femmes dont nous venons de parler se trompent rarement, & n'envoyent pour l'ordinaire appeller la Sage-femme que dans ce tems-là, leur méthode étant de se faire saigner dans le commencement de leurs douleurs, ce qui obligea Madame le Comte de m'envoyer appeller pour la saigner ; mais à peine y fus-je en-

(a) Dans l'accouchement naturel il n'est pas beaucoup besoin du secours de l'art. La nature fait tout avec peu d'aide, aussi voit-on dans l'Amérique Septentrionale les femmes accoucher seules sans le secours de la Sage-femme, & retourner à leur travail ordinaire. Dans de pareils accouchemens on seroit porté à croire qu'il ne se fait point d'écartement aux os pubis dans cette opération. M. Dionis dans son Traité des Accouch. n'est pas aussi de ce sentiment. Beaucoup d'Auteurs anciens, dit-il, liv. 3. p. 200, peu instruits de la méchanique des parties qui environnent la matrice, ont crû que les os des îles & ceux du Pubis se separoient dans le tems de l'accouchement : ils ont trouvé des sectateurs qui ont suivi leur opinion, & qui ont écrit avoir trouvé ces os separés de la largeur d'un travers de doigt quinze jours après l'accouchement. Je puis dire au contraire que ces Auteurs se sont trompés, & que dans le grand nombre d'Anatomie que j'ai fait, j'ai toujours trouvé ces os unis par des cartilages que le plus fort scalpel avoit de la peine à couper.

tré , que je remarquai que ses douleurs étoient extrêmement pressantes. Je lui dis donc qu'elle me per-
mit de la toucher , & qu'il falloit de
nécessité aller à une affaire plus pressante que la saignée  sçavoir de recevoir son enfant : car à peine eûs-
je le tems de l'aider à se mettre sur
un matelas , que ses eaux percerent ,
& dans le même instant l'enfant sortit ; je le reçûs avec son délivre , je
bouchai le col de la matrice avec un
linge , & mis l'enfant sur un oreil-
ler auprès du feu , enveloppé dans
des linges ; & après avoir fait la ligature du nombril à deux doigts
près du ventre , je le coupai à un
bon pouce & demi au-dessus de la
ligature.

Sur ces entrefaites la Sage-femme
entra ; elle fut fort surprise de voir
qu'on lui avoit passé le pas devant,&
que l'opération qu'elle prétendoit
faire , étoit parachevée , mais je la fis
revenir à l'instant de son étonnement,lui représentant que la malade
étoit dans une pressante nécessité , &
qu'elle ne pouvoit nullement l'attendre. Mon dessein a été dans ce

Chapitre

Chapitre de faire connoître la facilité avec laquelle quantité de femmes accouchent, à la différence de celles dont nous parlerons au Chapitre suivant.

( *b* ) On connoîtra si l'accouchement sera prompt, par la couleur du visage de la femme qui paroîtra rouge & comme enflammé, à cause de la commotion & grande agitation du sang & des esprits, causées par les douleurs & par la fréquence du pouls qui ne diffère gueres de celui d'un véritable fébricitant, par la

( *b* ) Les signes que l'Auteur indique, dénotent un accouchement prochain qui sera court, s'il ne se trouve aucun obstacle qui en empêche. Mais il faut examiner si la malade n'est point oppressée par la réplétion & par la difficulté de respirer, car on dégageroit sa poitrine en lui tirant promptement deux palettes de sang du bras; on préviendroit aussi par là les pertes de sang ou la fiévre, qui peuvent arriver pendant & après l'accouchement: S'il y a quelques jours qu'elle n'a point été à la selle, un lavement lui sera un bon effet: il ne sera pas inutile de la faire marcher dans la chambre, le poids porté vers le bas avance l'accouchement. Quand l'enfant se présente, l'Accoucheur doit dilater doucement avec le doigt indice & celui du milieu le vagin, pendant que la femme pousse fortement en bas, comme si elle vouloit aller à la selle, mais cela dans les plus fortes douleurs expulsives, & lorsque l'enfant commence à descendre dans le vagin.

E

grande dilatation des parties , par
les douleurs fortes & fréquentes , &
la formation des eaux.

## CHAPITRE III.

*De la maniere de faire la ligature du nombril , & des choses qu'il faut observer à un enfant nouveau né.*

QUOIQU'IL semble que la ligature (*a*) du nombril ne soit pas une opération fort considérable , & qu'elle soit négligée par la

(*a*) Du milieu du placenta , du côté qui regarde l'enfant , sort un cordon environ de trois pieds , composé de trois vaisseaux qu'on appelle ombilicaux , & qui sont revêtus d'une forte membrane qui est une continuation de l'amnios. Il va s'inserer à l'extrêmité de l'ombilic de l'enfant. Ces trois vaisseaux sont une veine & deux arteres ; la veine ombilicale est deux fois plus ample que ne sont les arteres ; elle vient du placenta par une infinité de branches capillaires qui se réunissent ensuite pour former le tronc de cette veine , qui avance par des circonvolutions spirales entre les arteres du cordon , va passer par le trou des anneaux de l'ombilic de l'enfant pour aller se rendre au foye , & se terminer au sinus de la veine-porte.

Quant aux deux arteres , elles sortent ordinairement des deux iliaques , il y en a une de chaque côté. Elles s'avancent vers l'ombilic à côté de la vessie qui les plûpart de ceux qui fe mêlent de la pratique des Accouchemens , parce qu'on la voit pratiquer par une grande quantité de femmelettes dans l'extrême befoin , fans connoître la néceffité ni l'antiquité de cette opération , car elle a été premierement exercée par nos premiers parens auparavant que la Médecine & la Chirurgie fuffent en vogue parmi les hommes , c'eft pourquoi j'ai crû qu'il ne feroit pas hors de propos d'ajouter ici la maniere de la faire , avant que de parler de mes Obfervations.

Je dirai donc qu'avant d'entreprendre cette opération , il faut faire la ligature aux vaiffeaux (*b*) ombilicaux , à deux doigts près du ven-

fépare , de-là elles continuent leur chemin en ligne fpirale vers le placenta , dans lequel elles s'inferent par une infinité de rameaux , & portent le fang du fœtus à l'arriere-faix , & de-là à la mere.

(*b*) Dès que l'enfant eft paffé , on le prend fur les genoux , la tête fur le côté , de peur que les eaux ne le fuffoquent. Alors ayant un fil ciré en quatre ou en fix doubles , on lie le cordon à un travers de doigt près du ventre de l'enfant , puis on le coupe à quelques travers de doigt de la ligature. L'Auteur fait encore une autre ligature du côté de la mere , à quatre travers de doigt de la premiere , & c'eft entre ces deux ligatures qu'il coupe le cordon. Cette méthode a lieu principale-

tre, avec un fil fort & double, faisant trois circonvolutions autour
desdits vaisseaux, & après avoir fait
un nœud, on pourra encore faire
deux autres circonvolutions, & puis
renoüer derechef le fil à l'opposite
du premier nœud, & coupper le
cordon un bon pouce & demi au
milieu des deux ligatures, & après
l'avoir couppé il faut faire comme
je fis, mettant une petite compresse,
& vous le tiendrez en cet état par le
moyen d'une petite bande fine, mettant une autre compresse pardessus
le ventre avec un linge de quatre
doigts de largeur, en double, faisant le bandage circulaire en passant
par-dessous les reins, pour le tenir

ment quand il y a un au-
tre enfant. La première
ligature est pour empê-
cher que le sang du fœ-
tus ne se perde ; & la
seconde pour empêcher
l'hémorrhagie du côté
de la mere par le cor-
don ombilical. Quelques
Sages-femmes, dit M.
Mauriceau, liv. 3. chap.
23. font cette operation
avant de delivrer la fem-
me de son arriere-faix,
mais il est bon d'en faire
l'extraction tout de suite.
Car la matrice qui est
extrêmement ouverte
après la sortie de l'en-
fant, seroit en danger
d'être réfroidie par l'air
exterieur, pendant qu'on
s'arrêteroit à faire la
ligature de l'ombilic ;
outre que son orifice
se resermant un peu, la
femme seroit ensuite
bien plus difficilement
délivrée.

en état jusqu'à ce que la nature vienne à le séparer totalement.

Cela étant supposé, il faut observer deux choses touchant la ligature du nombril : la premiere, qu'elle ne soit pas trop lâche , crainte
qu'il ne survienne quelque hémorrhagie ; la seconde est qu'elle ne soit
pas trop serrée , crainte qu'il n'arrive ce que j'ai remarqué à quantité
d'enfans aux premiers jours de leur
naissance , sçavoir des cris conti-
nuels , & des tranchées , lesquelles
étoient pour l'ordinaire suivies de
convulsions , à tel point , que bien
souvent la mort s'en ensuivoit. Ces
accidens ne peuvent provenir que
de deux choses , sçavoir , ou par les
humeurs retenuës dans les intestins,
qu'on appelle vulgairement *meco-*
*nium* , ou par la trop grande compression des vaisseaux ombilicaux ,
ce qu'on ne sçauroit connoître que
par conjecture , le petit enfant ne
pouvant pas se plaindre. C'est pourquoi il faut faire comme je fis , &
prendre garde que cette ligature soit
médiocrement serrée , & que l'ombilic soit enveloppé entre deux com-

preſſes (*c*), car ſi on le mettoit ſur le
ventre couvert d'un ſimple linge, il
arriveroit que ce qui a été noüé au-
delà de la ligature venant à ſe corrompre avant que de ſe ſéparer du
vif, cauſeroit par ſa froideur au petit enfant ces accidens.

Après avoir fait cette opération,
il faut prendre garde ſi toutes les parties de l'enfant ſont bien formées,
& s'il n'y a point de fracture ou luxa-
tion aux os, ſi le fondement eſt percé,
comme auſſi la verge & la matrice
aux filles ſans attendre qu'elles ſoïent
mariées ; car ce défaut nous oblige
bien ſouvent d'en venir à l'opération,
comme il eſt arrivé depuis peu à une
jeune femme mariée depuis 6 ſemai-
nes, à laquelle j'ai été appellé pour
faire l'opération, comme vous le verrez ci-après. Ayant examiné toutes

<hr>

(*c*) Après avoir cou-
pé le cordon on renfer-
me le bout reſté à l'om-
bilic du fœtus dans une
double compreſſe de lin-
ge : les uns l'appliquent
ſeche, d'autres la font
tremper auparavant dans
de l'huile commune, ou
on la frotte de beurre
frais ; enſuite on le ren-
verſe vers le haut du
ventre, & on le ſou-
tient avec une bande
large de trois travers de
doigt, & aſſez longue
pour faire quelques cir-
culaires autour du corps
de l'enfant.

choses, on observera encore derriere & dedans les oreilles , y mettant
des petits linges pour empêcher leur
adhérence ; on lavera & nettoyera
l'enfant avec du vin tiéde, pour ôter
les mucosités & ordures qu'il a sur
son corps ; cela étant fait , on l'em-
maillotera , comme toutes les femmes doivent sçavoir , sans le serrer
trop dans les premiers jours , particulierement sur la poitrine, lui éten-
dant tout doucement les bras avec
des petits linges fins par-dessous les
aisselles , & aux aînes , tenant les
jambes aussi le plus droitement que
faire se pourra , en sorte que les deux
pieds se puissent joindre ensemble ,
mettant du linge entre les deux ; &
achevant de l'emmaillotter , on lui
mettra une têtiere sur la tête , qu'on
attachera des deux côtés pour lui faire tenir la tête droite , avec une petite bande de la largeur d'un doigt
en double, passant sur la gorge , &
l'attacher au milieu de la poitrine sur
son lange ; on observera en passant
le doigt sous la langue , s'il n'a pas
le filet , afin de lui faire couper par
quelque Chirurgien , & lui faire don-

ner le Sacrement de Baptême le plus promptement que faire se pourra en cas de danger , mais parce que plusieurs petits enfans souffrent bien souvent des tranchées (b) & douleurs de ventre après être nés , j'ajouterai ici avant que de finir ce Chapitre , quelques remedes dont on pourra se

(b). Les tranchées sont les premieres incommodités qui attaquent les enfans nouveaux-nés : ce sont des douleurs qu'ils ressentent dans le ventre ; les uns les attribuent au changement de nourriture depuis sa naissance , d'autres croyent que c'est le *meconium* qui picotte & irrite les intestins ; d'autres , que c'est des vents, d'autres le lait, &c. On cherche à adoucir ces douleurs par quelques topiques & par quelques remedes pris interieurement.

D'autres font des onctions sur toute l'étendue du bas-ventre avec les huiles de camomille, d'amandes douces & de noix mêlées ensemble & un peu échauffées , & elles couvrent ces parties avec un linge chaud.

Si l'enfant ne se purge pas assez de son *meconium* , on lui fait prendre de tems en tems une cuillerée du mélange fait avec une once de syrop de fleurs de Pêcher ou de violettes , ou de chicorée , composée avec partie égale d'huile d'amandes douces ; ou on lui fait un suppositoire avec un petit morceau de savon. Si la colique est produite par des vents , outre les fomentations avec les huiles susdites , on injectera par l'anus dans les intestins , du lait tiéde avec de l'huile de noix , & on mettra dans sa bouillie un peu de graine de pavot blanc ; mais la chaleur étant le meilleur remede , il faut tenir ces parties bien chaudement.

servir en l'abfence du Médecin. Prenez une cuillerée ou deux d'huile d'amandes douces tirées fans feu, avec le fyrop de capillaire qu'on lui fera prendre, cela appaife les douleurs ; & après avoir fait une embrocation d'un baume aromatique avec un papier brouillard mis chaudement fur le ventre, ou bien l'huile de noix & l'huile d'aneth, partie égale. On pourra enfuite lui donner quelques petits lavemens anodins, & lui appliquer, fi l'on veut, une compreffe trempée dans du vin chaud pour le fortifier.

## CHAPITRE IV.

*D'une Dame de qualité que j'accouchai, laquelle fut trois jours &*
*trois nuits en travail, groffe de*
*fon premier enfant étant à terme.*

APRE'S avoir parlé dans le Figure II.
Chapitre précédent des accouchemens prompts, il femble en quelque maniere qu'il eft néceffaire de

dire quelque chose des accouchemens longs & laborieux ; c'est pourquoi j'ai voulu faire suivre cette observation que je fis l'année 1665, que
je fus mandé pour accoucher une
Dame de qualité, âgée d'environ
vingt ans, fort grasse & d'une grosseur extraordinaire ; elle étoit en travail depuis trois jours & trois nuits
de son premier enfant qui étoit à terme, avec de grandes & continuelles
douleurs, qui en abbattant ses forces, l'empêchoient de s'aider de son
côté pour rendre l'accouchement
prompt & facile ; son enfant étoit
bien tourné, mais la difficulté du
passage *(a)* qui étoit fort étroit, &
l'enfant qui étoit d'une extrême
grosseur, causerent de grandes douleurs à la mere, & me donnerent
bien de la peine.

*(a)* On met au nom-
bre des accouchemens
laborieux celui où l'en-
fant a la tête trop gros-
se, & où le passage est
trop étroit. Si l'on in-
troduit le doigt dans le
vagin, qu'on le tourne
autour de la rondeur que
forme la tête avec l'ori-
fice de la matrice & au-
tour de l'espace que for-
ment les os du bassin,
on connoît si la grosseur
de la tête n'est pas pro-
portionnée à la grandeur
du passage, alors le tra-
vail est accompagné de
vives douleurs.

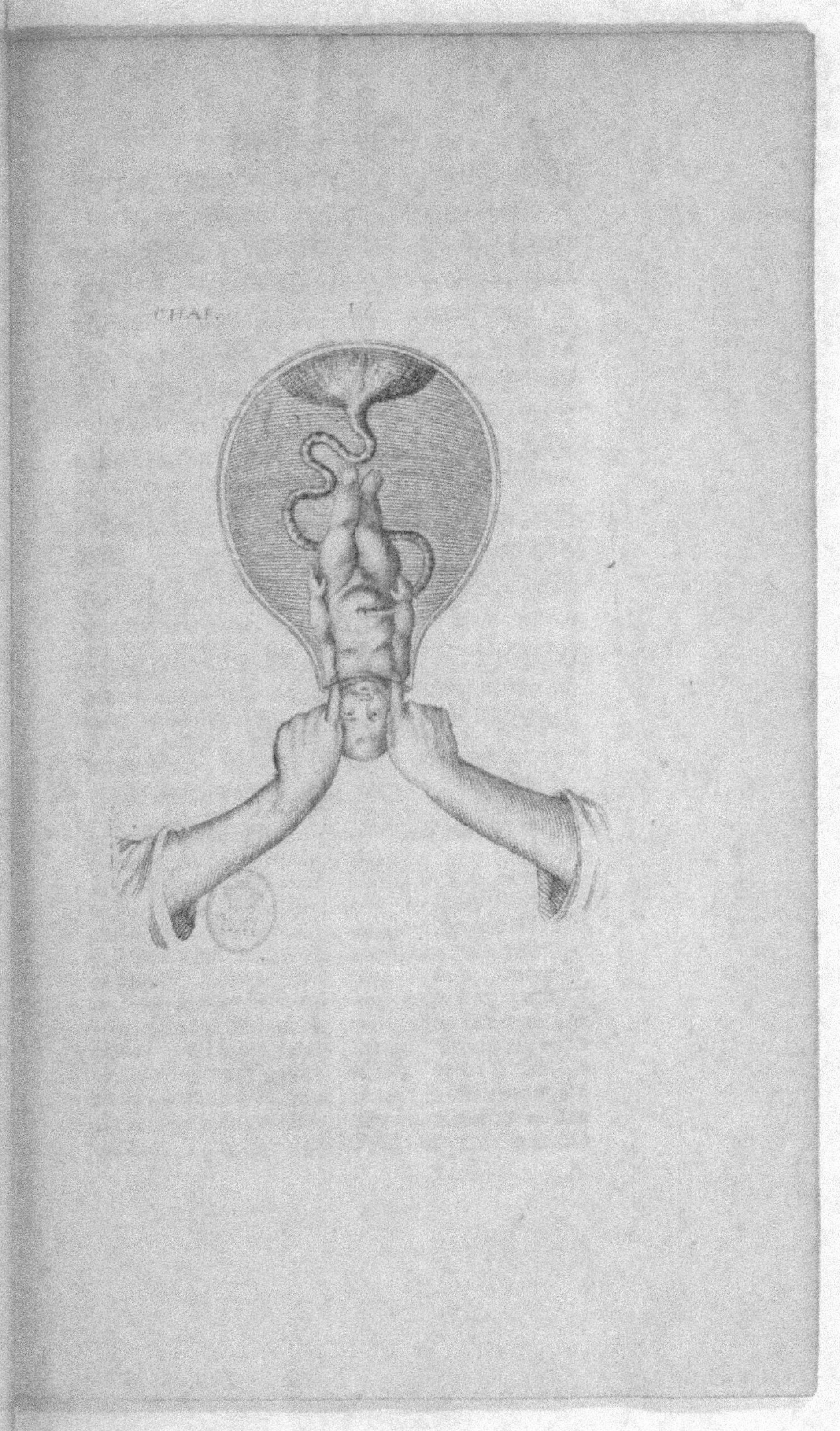

Je commençai donc à la toucher de la maniere que j'ai dit ci-deſſus, & paſſant mes deux doigts par-deſſus, faiſant le tour de la rondeur de la tête de l'enfant, pouſſant un peu en-haut; & après les avoir retirées, j'apperçus du *meconium*, (b) qui

(b) Le *meconium* eſt un excrément d'une conſiſtence & d'une couleur ſemblable à la moëlle de caſſe. Il ſe rencontre dans les inteſtins des enfans. M. Mauriceau croit que cet excrément vient du ſang ſuperflu qui ſe décharge journellement par le canal hépatique dans le duodenum, où il reſte pendant toute la groſſeſſe.

On doit regarder la ſortie du *meconium*, quand le fœtus eſt dans la matrice, comme un ſigne plus ou moins mauvais, ſuivant la ſituation dans laquelle ſe trouve l'enfant. Car, dit M. de la Motte, *Accouch. liv. 3. ch. 13. p. 390.* s'il eſt bien placé, & que le travail ſoit long, c'eſt un accident dangereux. Si le cordon de l'ombilic accompagne la tête, ou qu'il la devance, ce-

la eſt d'un ſi mauvais augure, que la mort s'enſuit preſque toujours quand l'accouchement finiroit à l'inſtant même que le cordon ſe préſenteroit, & que la premiere douleur le feroit ſortir hors de la matrice. Ainſi la ſortie du *meconium* doit cauſer de l'inquiétude dans un accouchement long & lent, où l'enfant vient toujours très-foible, & ſouvent mort. Mais cette ſortie eſt indifferente dans les accouchemens où les enfans ſont dans une ſituation forcée ou contre nature. M. Levret dans ſon Livre *des Accouchemens laborieux, p. 100.* dit qu'il ne prend pas pour ſigne de la mort de l'enfant l'iſſue du *meconium*, parce qu'on reçoit tous les jours des enfans en vie qui en ont rendu : elle annonce

eſt la matiere contenuë dans les inteſtins de l'enfant, d'où je tirai mon
prognoſtic que l'enfant étoit mort,
laquelle remarque n'a point juſqu'ici
été obſervée ; car c'eſt une choſe indubitable qu'en quelque ſituation
que ſoit l'enfant, ſi en touchant une
femme dont les eaux ſoient percées,
les doigts paroiſſent teints d'une
couleur noirâtre, on pourra pour
lors aſſurer que l'enfant eſt mort,
parce qu'il s'eſt vuidé, ce que j'ai
pluſieurs fois obſervé en ſemblables
rencontres, prenant garde néanmoins qu'il y a des enfans qui ne ſe
vuident pas, quoiqu'ils ſoient morts
depuis long-tems. C'eſt pourquoi ne
paroiſſant rien contre les doigts, on
eſt dans l'incertitude de la vie ou de
la mort de l'enfant.

Etant donc par ce ſigne aſſuré de
la mort de l'enfant, il ne faut point
faire de difficulté de donner des remedes pour en faciliter l'expulſion,
ſelon qu'ils ſeront ordonnés par les
Médecins ou Chirurgiens-Accou-

ſeulement que le ventre de l'enfant eſt comprimé par la contraction de la matrice, & par conſé-quent que toutes les eaux ſont écoulées.

cheurs à fon abfence, qui ayent la force de chaffer l'enfant mort, de conferver les forces de la mere, & par ce moyen attendre l'évenement du remede, comme étant entiére- ment l'affaire de la fage nature, la- quelle le chaffe bien fouvent d'elle- même, aidée par les remedes, com- me j'ai pû remarquer plufieurs fois.

Mais pour revenir à mon opéra- tion, il faut remarquer qu'à cette Dame la tête de l'enfant étoit au paf- fage, en forte que malgré ma dili- gence je ne fçûs empêcher, quand elle fut fortie, qu'il ne fut extrême- ment ferré par le col à l'orifice in- terne de la matrice, & je m'y com- portai en cette maniere : J'introdui- fis mes deux doigts l'un après l'autre par-deffous les aiffelles, les courbant en forme de crochets, & je me mis à tirer de toute ma force, & laiffai néanmoins prendre quelque peu de relâche, fans lâcher prife, crainte que dans l'expiration elle ne fit remonter ce que j'avois déja fait fortir de l'en- fant avec beaucoup de peine ; je fus bien une grande heure à tirer, don- nant à la mere du relâche par intervalle, comme j'ai déja dit, & de bons alimens pour la fortifier ; & après avoir tiré fort long-tems & avec beaucoup de peine, je mis dehors un enfant aussi gros qu'un de deux années, & fort gras & extrêmement large des épaules. De ce que je viens de dire il est aisé de conclure qu'un travail de cette nature est toujours laborieux pour la mere & pour le Chirurgien. Quant à moi j'estimerois beaucoup mieux qu'il vint de quelque mauvaise situation, que de cette maniere, comme on pourra apprendre dans la suite.

Il faut observer que je n'eus pas moins de peine à mettre dehors le délivre, que j'en avois eu à tirer l'enfant ; & que la cause de cet accouchement laborieux & pénible fut en partie la grosseur démesurée & presque monstrueuse de l'enfant, & que la mere étoit extrêmement grasse & charnuë, ce qui donna occasion à la gangréne qui y survint peu de tems après par le froissement des parties. Mais par le moyen de mon remede je la guéris, & la remis en fort bonne & parfaite santé.

## CHAPITRE V.

*D'une femme que j'accouchai heureu-
sement de son premier enfant,
quoiqu'elle eût le col de la matrice
rempli de callosités, causées par
des ulceres mal guéris qui avoient
précédé.*

UN de mes amis me vint voir
pour me consulter sur une grande difficulté qu'il avoit pour l'intromission de la verge, depuis 3 mois
qu'il étoit marié. Cependant sa femme étoit devenuë grosse dans ce
tems-là, quoique l'éjaculation de la
semence ne se fît apparemment qu'un
peu au-dessus de l'orifice externe. Je
répondis premierement, que pour
ce qui étoit de la conception, qu'il
ne devoit pas s'étonner de cela, d'autant plus que la semence est une substance si familiere à la matrice, qu'elle l'attire ni plus ni moins que l'ambre fait la paille, & la pierre d'aiman
l'acier, en sorte que si elle est bien

disposée, quoique la verge soit courte, ou que l'éjaculation de la semence
ne se puisse pas faire à son orifice interne, elle ne laisse pas de s'avancer
& de venir au-devant pour la recevoir.

Secondement, que pour ce qui regardoit la difficulté qu'il y avoit à
l'intromission de la verge, qu'il falloit le visiter lui & sa femme, pour
voir s'il n'y avoit point quelque vice
de mauvaise conformation en leurs
parties génitales : de quoi étant demeuré d'accord, je commençai par
lui ; & n'ayant trouvé aucune mauvaise conformation en sa verge, qui
pût lui porter obstacle dans cette action, je le priai de vouloir disposer
sa femme à souffrir qu'on la visitât,
pour voir si ce défaut ne venoit point
de son côté. Il me promit de le faire,
& deux jours après il m'envoya appeller pour être éclairci de l'empêchement qu'il trouvoit dans ce passage. Mais à peine je l'eus touché à
la partie moyenne du col de la matrice, que je trouvai une callosité (a)

[a] Les inflammations, les callosités, les ulce-res, sont des obstacles à la sortie du fœtus, &

& dureté très-grande, qui avoit tellement rétréci les parties & bouché
le paſſage, qu'à peine j'y pouvois
introduire une bougie, en ſorte que
peu s'en falloit qu'il n'y eut adhérence entre les Parties. Ayant donc
découvert cet obſtacle, & prévoyant
les peines & les difficultés que cela
pourroit cauſer dans le tems de l'accouchement, je m'aviſai de le pré-
venir en cette maniere. Je fis un remede mucilagineux & émollient,
compoſé avec une bonne poignée
de mauve, de guimauve avec leurs
racines, & la graine de lin avec une
livre de beurre frais dans deux pintes d'eau, faiſant bouillir le tout enſemble juſqu'à l'entiere conſomption de l'eau; après quoi je le paſſai

pa ce que ces indiſpoſi-
tions empêchent non-
ſeulement les parties de
prêter & de faire paſ-
ſage à l'enfant, mais au
contraire elles rétréciſ-
ſent ce paſſage, & le
bouchent. C'eſt pour-
quoi il ne faut pas at-
tendre le tems de l'ac-
couchement pour en-
treprendre leur guéri-
ſon, mais il faut le pré-
venir en appliquant les
remedes convenables &
propres à détruire la
cauſe qui les a produi-
tes. Si l'on néglige de
prendre ces juſtes me-
ſures, on doit s'atten-
dre à un accouchement
fâcheux, & pour la me-
re & pour l'enfant.

F

à travers d'un linge en l'exprimant,
& je m'en servis pour la panser pendant trois semaines deux fois par
jour, dilatant le col de la matrice
avec le *speculum uteri*, (b) dont on se
sert ordinairement, introduisant de
mon remede dans le col de l'uterus
une suffisante quantité avec de petits morceaux d'éponge liés avec un
fil, pour les pouvoir retirer; & par
ce moyen la callosité étant suffisamment ramollie par l'usage & l'application de mon remede, je me servis
de l'alun calciné en poudre pendant
cinq ou six jours, ajoutant à mon
remede du suppuratif pour altérer
& faire suppurer ce que l'alun avoit
consumé; & par ce moyen je remé-
diai à trois obstacles, sçavoir à celui
du pere, qui n'avoit pas la liberté de
l'intromission, de l'enfant & de la
mere, qui auroient été sans doute

[b] Le *speculum uteri*, ou miroir de la matrice, est un instrument dont on se sert pour dilater le vagin, dans la vûe d'appercevoir l'orifice de l'uterus. Il y a peu d'occasions où les bons Praticiens le mettent en usage; ils préferent de porter le doigt dans le vagin, pour sçavoir ce qui s'y passe : ce moyen leur paroît plus sûr, plus commode & moins dou-loureux.

en danger de leur vie, par la difficulté *(c)* du paffage, s'ils n'euffent
été fecourus. Ce qui fit que je l'accouchai heureufément à terme &
fans aucun danger.

[*c*] Si cependant de pareilles incommodités avoient été négligées, il n'y auroit d'autres mefures à prendre pour la Sage-femme que de l'accoucher avec beaucoup de douceur, après avoir relâché par une faignée du bras, fi elle eft affez forte pour la foutenir, lui avoir donné un lavement, & avoir lubrifié les parties avec quelque corps gras qu'elle auroit introduit dans le vagin. Paul Portal ayant à accoucher une femme dont les parties étoient tellement enflées & enflammées, qu'il eut de la peine à y introduire une fonde, il fe fervit de fon doigt qu'il introduifoit petit à petit, & dilata fi bien ces parties, que le paffage fût affez ouvert pour faire l'accouchement.

---

# CHAPITRE VI.

*D'une femme que j'accouchai heu-*
*reufement étant à terme, dont*
*l'enfant préfentoit le bras le pre-*
*mier.*

LE dixiéme jour de Janvier 1667
je fus appellé par Madame Pi-
charé, Sage-femme, demeurante ruë

de Tournon, pour aller promptement secourir une pauvre femme dans la même rue, qui étoit en état d'accoucher ; son enfant se présentoit dans une situation des plus fâcheuses, car il mettoit la main (*a*) la premiere hors du col de la matrice, qu'on appelle vulgairement *vagina*. Lorsque je fus arrivé, je demandai s'il y avoit long-tems que ses eaux étoient percées, & depuis quel tems elle n'avoit pas pris de nourriture ; & voyant qu'il étoit nécessaire de lui faire prendre quelque peu d'aliment pour lui donner des forces, on lui donna un œuf frais avec un peu de vin, afin qu'elle pût plus facilement supporter l'opération. Cela étant fait, je me mis en état de l'accoucher ; & après avoir remis le bras (*b*)

[*a*] L'accouchement où le fœtus présente le bras est un des plus difficiles. Tant que cette situation subsiste, il n'y a pas moyen de faire l'opération ; c'est pourquoi l'on a besoin d'une main habile & expérimentée dans de pareils cas.

[*b*] Quand le bras du fœtus est sorti du passage, les bons Praticiens ne le repoussent pas dans la matrice derriere la tête, mais ayant frotté la main de beurre frais, ils la coulent le long du bras de l'enfant jusques sous son aisselle, lui repoussant par cet endroit la tête & le haut du corps

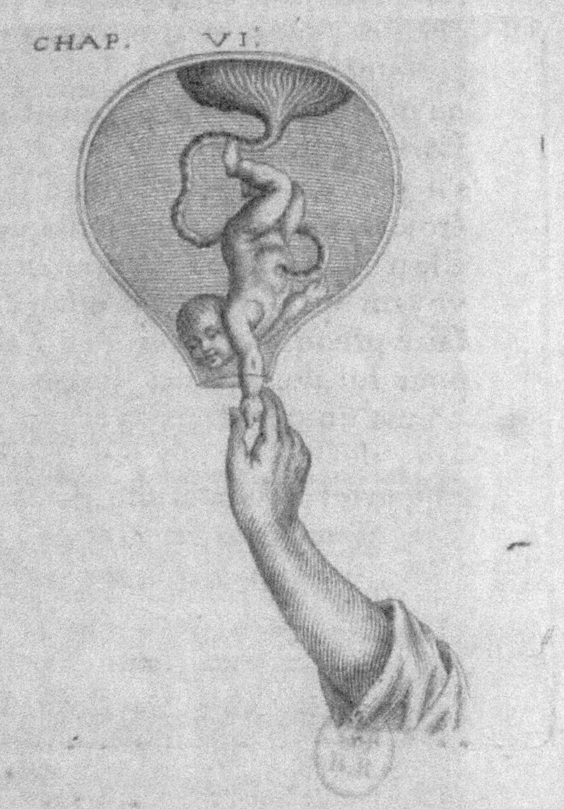

de l'enfant dans la matrice, je me
mis en difpofition de le tirer par les
pieds, comme l'on a coutume de le
faire en femblables opérations.

Je fis donc rentrer le bras dans la
matrice, & voyant que les douleurs
s'augmentoient, & que l'orifice interne de la matrice s'ouvroit, je pro-
gnoftiquai que l'enfant viendroit
fort bien en cette fituation, obfervant deux chofes qui me le faifoient
croire; (*c*) la premiere, que cette
femme étoit d'une ftature de corps
forte & robufte; la feconde, que la
matrice s'ouvroit, & que les douleurs s'augmentoient de plus en plus,
c'eft pourquoi je ne voulus pas m'op-
pofer à la fage nature; mais en confidérant, comme dit Hyppocrate,
que je devois plûtôt l'imiter & lui
tendre la main, je commençai de

vers le fonds de la ma-
trice, & portent enfuite
la même main vers les
parties inférieures de
l'enfant pour lui faifir
les pieds.

[*c*] Cette opération
n'eft pas toujours poffi-
ble, comme lorfqu'on a
trop attendu à appeller
un Accoucheur, qu'il y
a trop long-tems que les
eaux fe font écoulées,
que les parties trop long-
tems féches & trop irri-
tées & contufes par les
mains d'une Sage-femme
ignorante, car alors ces
parties ne font plus ca-
pables d'extenfion.

l'aider, & pour cet effet je fis situer ma Malade à travers d'un lit, & introduisant mes deux doigts dans la matrice, je les insinuai doucement au-dessus du sinciput de l'enfant, faisant baisser la tête latéralement sur le bras, pour tâcher, en dilatant tout doucement, de le faire sortir hors de l'orifice interne de la matrice, que je tâchois de tenir ouverte, poussant doucement avec le revers de mes doigts les extrêmités; & par ce moyen aidant la nature, jointe aux douleurs favorables qui contribuoient beaucoup à faciliter l'accouchement, je tirai dehors l'enfant qui étoit mort depuis plus de 8 jours, & la délivrai heureusement: & ensuite ayant derechef introduit ma main dans la matrice, j'en mis hors l'arriere-faix, sans qu'il s'en ensuivit aucun accident.

Voilà de la maniere dont je me comportai dans cette opération, laquelle réussira toujours favorablement lorsqu'on observera les choses susdites, & sans violenter la Malade en aucune façon : on la délivrera, pourvû que la matrice s'ouvre

& se dilate suffisamment avec de bonnes douleurs, telles qu'avoit cette femme ; au contraire, si l'une ou l'autre des conditions susdites venoient à manquer, il faudroit pour lors aller chercher les pieds de l'enfant dans la matrice, pour pouvoir plus facilement le mettre dehors, comme l'on pourra voir dans le Chapitre suivant.

## CHAPITRE VII.

### *D'un Accouchement que je fis, dans lequel l'arriere-faix se présentoit le premier au passage.*

C'EST une chose très-assurée, & qui ne souffre point de contradiction, que lorsqu'une branche d'un arbre est coupée & entierement séparée du tronc, il faut nécessairement que le fruit qui y est attaché se desséche de cette humidité, laquelle provenant de l'arbre, l'entretenoit, & lui donnoit la vie ; de même lorsque l'arriere-faix (*a*), qui

[*a*] On conçoit au toucher que le placenta se présente quand on sent un corps mollasse &

est comme une branche adhérante à son tronc, c'est-à-dire, à la matrice, ce champ & arbre fécond de la nature humaine vient à se détacher avant que l'enfant qui y est adhérant & renfermé comme un fruit dans sa gousse vienne à paroître au jour, il faut de nécessité qu'il suffoque & perde la vie dans le moment qu'il devoit jouir de la lumiere, faute de nourriture & de respiration, dont il se voit privé par la séparation de l'arriere-faix ; car il n'y a plus aucune communication des vaisseaux ombilicaux avec ceux de la mere, desquels il empruntoit le sang & les esprits, ce qui fait que tous les accouchemens où l'arriere-faix se présente ou est tout-à-fait sorti, sont très-dangereux, à cause que l'enfant y perd souvent la vie, com-

spongieux, sur tout si une hémorrhagie considérable est de la partie. C'est au moyen du placenta qu'il reçoit le sang de la mere, & que ce placenta le reçoit immédiatement des vaisseaux de la matrice : on ne sçauroit douter du danger de la mere & du fœtus, quand le détachement du placenta arrive avant la sortie du fœtus ; la mere fait une perte excessive de sang, & le fœtus est privé de sa nourriture, & souffre la même perte. Il ne faut donc point perdre de tems, si l'on veut sauver la vie de la mere & de l'enfant.

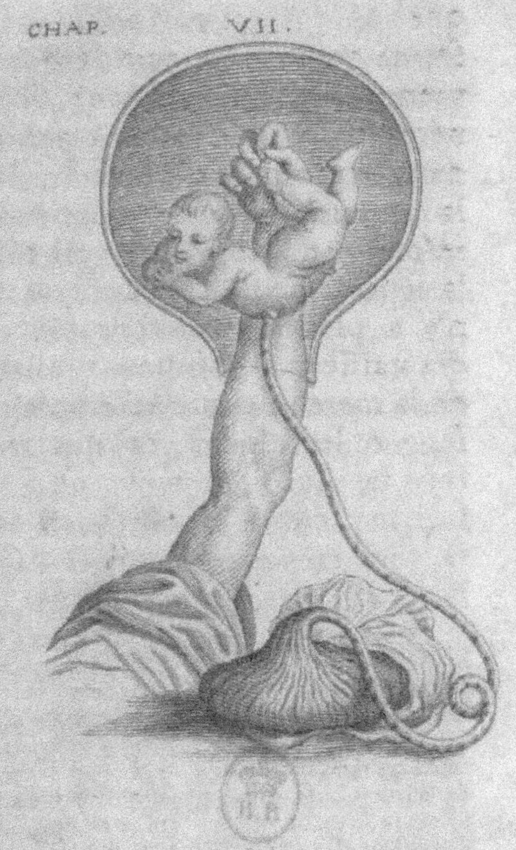

me il arriva à la femme de M. le Fevre, Marchand ruë de Gesvres, à laquelle l'arriere-faix se présentoit le premier, & occupoit tout l'orifice interne de la matrice.

Etant donc mandé pour l'accoucher, & trouvant la chose en cet etat, comme je reconnus au toucher, je repoussai *(b)* l'arriere-faix avec l'extrémité de mes doigts, pour le faire rentrer dans la matrice ; & y ayant insinué ma main le plus avant que je pûs, je fis le tour de l'orifice interne pour m'assurer ; & par ce moyen je reconnus que c'étoit l'arriere-faix qui s'étoit entierement sé-

*(a)* Avant de rien entreprendre, il faut examiner si les enveloppes sont déchirées, ou si elles contiennent encore l'enfant ou les eaux. Dans ce dernier cas il faut bien se garder de tirer le placenta ; il faut au contraire le repousser tout doucement à droit & à gauche, déchirer ensuite les envelopes, faire écouler les eaux, prendre l'enfant par les pieds, le retourner si la face n'est pas du côté de l'anus de la mere, & le tirer dehors : & on finit l'opération par l'extraction de l'arriere-faix. Mais si l'enfant n'est plus dans ses enveloppes, comme lorsqu'elles sont entiérement déchirées, & que l'arriere-faix est descendu entierement dans le vagin, il faut en faire l'extraction sur le champ, & celle du cordon, & tirer ensuite l'enfant par les pieds.

paré de la matrice, & que la situation de l'enfant étoit telle qu'il suivoit le délivre, & se présentoit par l'ombilic.

Après avoir observé toutes ces choses, & étant assuré que c'étoit le délivre, je me mis en état de la secourir le plus promptement qu'il me fut possible en cette maniere.

Je fis situer la femme au travers du lit, les cuisses écartées, & les talons approchant des fesses, lui ayant fait prendre auparavant un couple d'œuf frais, avec un peu de vin pour la fortifier ; j'introduisis ma main dans la matrice ( comme j'ai dit ci-dessus ) & étant arrivé à l'orifice interne, je pris le délivre à pleine main en sa partie moyenne, & le tenant ferme, je le tirai dehors de la matrice, & dès le moment qu'il fut tiré, je remis ma main pour aller chercher les pieds de l'enfant, & les ayant trouvés, je le tirai dehors mort, de la maniere que je dirai dans un autre Chapitre, où nous traiterons comme il faut se comporter, lorsqu'il est question de tirer un enfant par les pieds,

Après l'avoir délivrée, la perte de

sang qui avoit perfévéré jufqu'alors ,
& tous les autres accidens cefferent, ce
que je crois être un prognoftic infaillible que l'enfant doit être mort dans
une femblable occafion, quoique dans
le fond la chofe ne foit pas toujours
telle & véritable; car il fe peut rencontrer que dans femblables accouchemens, l'enfant étant fort & vigoureux, fe peut garantir du naufrage, s'il eft promptement & à tems
fecouru; & j'ajouterai ici pour confirmer ce que je viens de dire, d'en
avoir fait un de même, dont l'enfant
vécût pendant trois jours, quoique
très-foible & débile.

---

# CHAPITRE VIII.

*D'une femme à laquelle je tirai une
mole avec un enfant.*

LE 15 Août 1667, je fus appellé
pour aller délivrer, & donner fecours à la femme de Morin Bruant
Boutonnier, Faubourg Saint Germain, qui étoit en travail depuis

trois jours que les eaux étoient percées ; y étant arrivé , je demandai à
la Sage-femme ce qui se présentoit ;
m'ayant répondu que tout venoit fort
bien , je me mis en état de la toucher & d'introduire mes deux doigts
dans la matrice , oints auparavant
avec du beurre , mais à peine l'eus-
je touchée , que je trouvai bien le
contraire de ce que la Sage-femme s'étoit imaginée ; elle avoit cru
jusques-là que cette masse (*a*) de

(*a*) Nous avons ex-
pliqué la nature de la
mole dans le Chapitre
VIII. du premier Livre :
l'opinion commune est
qu'elle ne peut s'engen-
drer sans le commerce
d'un homme, parce qu'on
y trouve les mêmes li-
néamens que dans l'em-
bryon. Dans celle que
*Bergerus* rapporte , il
avoit trouvé une vésicu-
le grosse comme un œuf
de pigeon , & pleine
d'une lymphe cristalli-
ne , l'embryon y na-
geoit ; il étoit de la grandeur d'une grosse four-
mie , & paroissoit for-
mé d'une matiere laiteu-
se ; il étoit attaché à un
petit cordon ; le corps
paroissoit avoir une pe-
tite courbure , on y
voyoit clairement les li-
néamens de la tête , des
yeux & des membres ,
mais on n'y appercevoit
pas de trace de sang , il
n'y avoit que la partie
externe attachée à la
mole, qui paroissoit rou-
gie ; on voyoit parfai-
tement les fibres qui ve-
noient du cordon ombi-
lical , & les petites racines d'où devoit résul-
ter le placenta. Mais
quoiqu'Hyppocrate, Ga-
lien, Aristote & plusieurs
autres grands Hommes
nient qu'il puisse se produire de moles sans le
commerce des hommes ,
l'expérience cependant

chair qui se présentoit pour sortir, & qu'elle avoit touchée, étoit la tête de l'enfant : c'est pourquoi il ne faut pas trouver étrange si elle fut surprise, lorsqu'elle entendit que je demandois un plat pour mettre cette mole, qui approchoit à peu près de la grosseur du poing, comme virent fort-bien tous ceux qui y étoient présens ; il étoit néanmoins fort-aisé de faire la différence de cette mole, & de la tête de l'enfant ; car outre qu'elle occupoit par sa rondeur toute la circonférence de l'orifice interne de la matrice, elle étoit beaucoup plus molle que la tête d'un enfant n'a accoutumé d'être, car elle paroît bien plus dure au toucher, & fait beaucoup plus de résistance.

fait voir le contraire. Wiel rapporte l'histoire d'une fille d'environ 24 ans, qui accoucha d'une mole, après une suppression des mois pendant sept semaines. Elle eut des nausées, des engourdissemens dans ses membres, & sept semaines après elle commença à se trouver mal ; ensuite elle eût une perte avec des évanoüissemens, & elle mit bas une masse de chair longue de deux travers de doigts, & large de deux pouces & demi. Après la sortie de cette mole, il survint les mêmes accidens qu'il a coutume d'arriver après un avortement. Les Auteurs sont remplis de pareilles observations.

Ayant donc manifeſtement recon-
nu par les différences *(b)* que je viens
de dire, que ce qui ſe préſentoit au
paſſage, étoit une mole, je me mis
en état de la tirer dehors en cette
maniere.

Après avoir mis la malade en ſituation convenable pour opérer,
j'introduiſis ma main ointe de beurre
dans la matrice, preſſant doucement
cette mole qui occupoit le paſſage,
& ayant fait avec ma main le tour de
ſa circonférence, je la tirai *(c)* hors
de la matrice, & la mis dans un plat

*(b)* Les accidens va-
rient dans le cours de la
groſſeſſe d'une femme
enceinte d'une mole;
cette maſſe tombe de
côté & d'autre, quand
la femme ſe remue dans
ſon lit; le ventre a une
figure ſphérique, & il
ne s'y paſſe aucun mou-
vement de la part du
fruit; le ſein ne renfer-
me point de lait, la fem-
me groſſit conſidérable-
ment dans les premiers
mois de ſa groſſeſſe, el-
le ne rend point d'eaux
auparavant d'être déli-
vrée, comme il arrive
dans les accouchemens
ordinaires. Les incom-
modités légeres qu'elle
ſouffre dans le commen-
cement, deviennent in-
ſupportables dans la
ſuite.

*(c)* La mole n'eſt pas dangereuſe par elle-même,
il n'y a de fâcheux que
la difficulté de l'acou-
chement, parce que la
mole eſt un corps ſphé-
rique & non long, com-
me celui d'un enfant, qui
donne priſe, & qu'elle
eſt ſans mouvement, ce
qui n'excite pas, com-
me fait un enfant, des
contractions à la matri-
ce, qui facilitent l'ex-
cluſion du fœtus. La
groſſeur, ſi elle eſt con-

pour faire voir à tous ceux qui y
étoient préfens ; & après que j'eus fait
l'extraction de cette mole , je touchai l'enfant qui fe préfentoit latéralement , c'eft-à-dire , par le côté , &
je le tirai par les pieds , obfervant ce
que recommande Guillemeau , qui
veut que le ventre de l'enfant foit
tourné en bas , & les feffes en haut,
qui eft la fituation la plus commode
pour le tirer dehors de la matrice fans
aucun danger ; mais s'il fe rencon-
troit que l'enfant eût le ventre tourné en haut , & qu'il y eût de la difficulté pour le retourner , on pourroit
en ce cas là le tirer dehors dans cette
fituation , abbaiffant le menton de
l'enfant avec le plat de deux doigts
vers la poitrine , de peur qu'il ne s'ar-
rêtât aux os pubis , & même les met-

fidérable , n'augmente pas peu la difficulté de l'extraction : on peut en procurer la fortie en deux manieres , ou par l'effo t de la femme qui le pouffe en dehors , ou par l'introduction de la main qui va la chercher pour l'extraire. Si la mo-le eft d'un petit volume , on peut abandonner fon extraction à la nature , mais s'il eft confidéra-ble , l'Accoucheur in-troduira la main ointe de beurre dans la matrice , pour la tirer en une ou en plufieurs parties : mais fi elle eft trop grof-fe , on fe fert de cro-chet.

tant dans la bouche, tirant le corps de l'enfant sans violence, & l'enveloppant d'un linge pour avoir plus de prise, & cependant qu'on appliquera tous ses soins à faire passer la tête qui pourroit rester dans la matrice, si par malheur les épaules étant passées, l'orifice interne n'étoit tenu ouvert, & qu'on tirât l'enfant avec trop de force.

## CHAPITRE IX.

*D'une Demoiselle de la campagne qui m'envoya querir, pour la traiter d'une hydropisie, qui étoit une véritable grossesse.*

JE fus mandé pour aller visiter une Demoiselle arrivée depuis peu de la campagne, qui étoit logée en chambre garnie dans la ruë Montmartre; où m'étant transporté, & après lui avoir parlé; la premiere chose qu'elle me dit, fut que les Médecins du lieu d'où elle étoit l'avoient abandonnée, me priant très-instamment.

si j'avois quelques remedes pour lui faire vuider ses eaux, que je les mis en exécution le plutôt que je pourrois pour la soulager, d'autant qu'elle ne pouvoit pas longtems séjourner à Paris à cause d'un Procès de conséquence prêt à juger, qui l'obligeoit à s'en retourner bientôt. Après lui avoir fait plusieurs interrogations, je lui touchai le ventre du plat de mes quatre doigts, principalement à la région de la matrice, *(a)* où j'apperçus un mouvement qui ne se rencontre pas dans une hydropisie.

Il est à remarquer que cette Demoiselle ne croyoit pas être grosse; car elle n'avoit senti aucun mouvement d'enfant dans la matrice, quoiqu'elle fut grosse de sept mois, & con-

---

*( a )* On ne sçauroit trop prendre de mesure pour ne point se laisser séduire par l'innocente apparence d'une partie de ces misérables, qui ont étouffé dans elles tout sentiment d'humanité, pour sauver une réputation qu'ils n'ont pas eu honte de ternir par leur crime. Car quoique la plûpart des Médecins soient convaincus de la difficulté qu'il y a de procurer l'avortement par les remedes ordinaires, on ne doit pourtant pas les employer, parce que l'embryon s'affoiblit, devient languissant, & descend au bas de l'uterus avant le terme d'accoucher.

G

noiſſant la choſe , & voyant que la
Malade étoit opiniâtre à croire d'être
hydropique , je la perſuadai de prendre l'avis d'un Médecin de cette Vil-
le , & qu'il ſeroit plus connoiſſeur que
les Médecins de ſon Pays , ce qu'elle
fit , & même il y eût une conſulta-
tion , & nous conclûmes qu'elle étoit
groſſe , & nous ordonnâmes quelque
purgatif , comme la manne , la rhubarbe & autres remedes pour la fortifier , avec des lavemens doux & anodins en attendant l'heure de ſon accouchement , qui arriva au terme naturel. Je l'accouchai heureuſement
d'un beau garçon qui eſt encore vivant. Je ne ſçais ſi cette Demoiſelle
avoit mauvaiſe intention ; mais ceci
doit ſervir d'un petit avertiſſement à
beaucoup de Sages-femmes & de Chirurgiens qui ſe pourroient laiſſer
aveugler par la paſſion du gain , &
faire peut-être des choſes indignes
d'un chrétien.

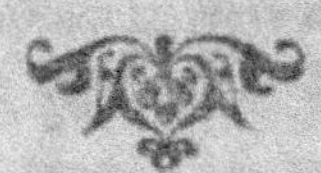

# CHAPITRE X.

*D'une femme qu'on avoit mis en travail depuis huit jours, à laquelle il n'y avoit aucune apparence d'accouchement, & n'accoucha que trois semaines après.*

JE fus mandé par M. Felix, premier Chirurgien de Sa Majesté très-Chrétienne, pour aller voir la femme d'un Officier qu'on avoit mis en travail d'enfant depuis huit jours ; je demandai qu'on allât chercher la Sage-femme, pour sçavoir quel traitement elle avoit fait à cette femme pendant ces jours, ne la voulant pas toucher qu'elle ne fut présente ; car à son poulx je reconnus tout le contraire de ce qu'elle s'étoit imaginée, comme vous le pourrez voir dans la suite.

La Sage-femme étant arrivée, me dit qu'elle l'avoit fait saigner deux fois du bras, & lui avoit donné plusieurs lavemens, & que nonobstant

tous ces remedes, ses douleurs con-
tinuoient toujours : mais il est à considérer que cette Sage - femme se
trompoit dans son prognostic, (*a*) car
il n'y avoit aucune apparence que
cette femme dût accoucher, & qu'il
étoit tout-à-fait inutile de la tour-
menter par tant de remedes, & de la
tenir dans une situation aussi incommode que celle où elle étoit depuis
un si long tems.

Après avoir diligemment observé
toutes choses, je la touchai de la maniere que j'ai dit ci-dessus, & quoique je l'eus trouvée beaucoup dilatée,
néanmoins il n'y avoit aucune appa-

(*a*) C'est une chose bien essentielle de ne point se tromper dans les signes de l'accouchement : car il est dangereux d'exci-ter une femme aux der-nieres douleurs, qui ne manquent pas d'épuiser ses forces, qu'on de-vroit plûtôt conserver pour un tems où elle en a besoin. Ainsi un Ac-coucheur doit bien dis-tinguer les vraies dou-leurs d'avec les fausses : quand une femme qui approche de son terme ressent des douleurs dans le ventre, dans les reins, & même dans les parties basses, on ne doit pas toujours les prendre pour des vraies douleurs, si elles ne sont point ac-compagnées de glaires, & si les eaux ne s'y for-ment point, il faut lais-ser la femme en repos, jusqu'à ce que les cho-ses se déclarent plus ou-vertement : alors n'ayant pas été tourmentée inu-tilement pendant plu-sieurs jours, elle accou-chera plus heureuse-ment.

rence qu'elle dût accoucher ; car je trouvai l'enfant qui étoit fort haut dans la matrice, & que la situation ne témoignoit pas qu'il dût être prêt à sortir, outre que les eaux n'étoient nullement préparées ni formées, ce qui m'obligea de tirer la Sage-femme en particulier pour lui repréfenter le tort qu'elle avoit d'avoir tenu cette pauvre femme si longtems en travail, qu'il n'y avoit aucune apparence qu'elle dût accoucher sitôt, c'eft pourquoi je la fis ôter de la situation où elle étoit, & elle n'accoucha que trois femaines après : on pourra néanmoins remarquer que les douleurs que cette femme avoit, n'étoient qu'une colique caufée par des humeurs âcres & bilieufes qui s'étoient déchargées dans les inteftins, & courant çà & là par toutes leurs circonvolutions, produifoient des douleurs dans le bas-ventre, femblables à celles d'un véritable accouchement : elles furent bientôt appaifées par quelques lavemens anodins & carminatifs, faits avec la décoction de mauve & guimauve, camomille, mélilot, petite centaurée, des femences

G iij

de fenouil & d'aneth , avec l'huile de
noix & le miel commun , & par
quelques fomentations que je lui fis
faire fur le bas-ventre avec des linges trempés dans la décoction des
fufdits lavemens , & les herbes cuites entre deux linges , ayant auparavant fait une bonne embrocation
avec l'huile de noix & d'aneth , chaudement avec un papier brouillard
par-deffus , ce qui la foulagea tellement , que dans peu de tems elle fut
dans fon premier état fans aucune
douleur.

Voilà une obfervation que j'ai crû
à propos d'ajouter , pour fervir d'a-
vertiffement à quantité de perfonnes,
& principalement aux jeunes Sages-
femmes & Chirurgiens qui ne font
pas encore verfés dans la pratique
des accouchemens , de ne pas fe précipiter dans leurs prognoftics , mais
de bien péfer & examiner toutes
chofes , afin de ne pas tomber dans
pareille faute ; car de même que les
Médecins obfervent quantité de maladies , dont les fignes font bien fouvent équivoques , ainfi dans la pratique des accouchemens , il eft à ob-

ferver qu'il peut bien fouvent arriver à une femme groffe des douleurs de coliques néphrétiques & autres fem- blables, lefquelles pourroient bien fouvent tromper les Sages-femmes qui n'en ont pas la connoiffance, & les prendroient pour des douleurs d'un véritable accouchement, princi- palement lorfqu'elles arrivent proche du terme ; c'eft pourquoi fi elles fe rencontrent dans une femblable oc- cafion, elles ne doivent rien faire de leur tête & à la boulvûë : mais bien felon l'avis d'un fage & prudent Mé- decin, fi elles ne veulent fe tromper dans leurs prognoftics, & par ce moyen, rendre leur art méprifable dans l'efprit du vulgaire : car, felon le fentiment d'Hypocrate, fi toute la dignité & la réputation du Méde- cin dépend du prognoftic qui le fait admirer de tout le monde, s'il eft fait à propos, il eft très-certain qu'on eftimera davantage un Chirurgien- accoucheur & une Sage-femme, qui fçachant faire la diftinction des vé- ritables douleurs (*b*) d'un accouche-

(*b*) On diftingue deux fortes de douleurs dans l'accouchement, les fauffes & les vraies. Les ment d'avec celles qui peuvent provenir de quelque maladie, ne feront rien que bien à propos, & s'attireront l'estime & l'approbation de tous.

fausses douleurs sont celles qui sont causées par les vents, la bile, ou quelque humeur acro, & les vraies douleurs se font sentir dans la Région des reins, des lombes & de la matrice, qui cessent & qui reprennent par intervalle. Elles sont accompagnées d'un pouls fréquent & élevé, d'un visage enflammé, de la sortie des glaires teintes de sang, l'orifice de la matrice se dilate durant les douleurs; au lieu que dans les fausses douleurs elle se resserre. Ainsi quand on ne reconnoît pas de véritables douleurs, il faut laisser la femme en repos. Il n'est pas inutile d'avoir recours à quelques lavemens anodins, qui souvent suffisent pour les calmer.

---

# CHAPITRE XI.

*D'un Accouchement que je fis, dans lequel l'enfant présentoit le cul, que je reçus en cette situation en l'année 1669.*

LE dixiéme jour d'Août, la femme de M. Boulot demeurant rue Saint Antoine, étant à terme & dans les douleurs pressantes de l'accouchement, ses eaux ne furent pas plutôt percées, que l'enfant se présenta au passage, le cul (*a*) le premier, ce qui fut cause qu'on m'envoya querir pour l'accoucher. Aussitôt que je fus chez elle, je la touchai, & j'observai, ayant retiré ma main, que les doigts avec lesquels je l'avois touchée, étoient teints d'une couleur noirâtre & saffranée, semblable à celle du *meconium*; (*b*) je reconnus par-là que l'enfant s'étoit vuidé, & par conséquent qu'il étoit mort, ce que je voulus faire connoître aux assistans, pour leur faire voir que je ne me trompois pas dans mon prognostic, & que la chose étoit telle que

(*a*) Il n'est pas aisé de reconnoitre cette posture, parce qu'on confond souvent cette partie avec la tête, surtout quand l'enfant est encore fort haut ou trop éloigné, & que les membranes renferment une grande quantité d'eaux. M. de la Motte conseille d'introduire le doigt dans le vagin, & de le pousser aussi avant qu'il est possible, & même la main, si le doigt est trop court; & qu'au cas que le doigt & la main ne suffisent pas pour lever ce doute. il faut ouvrir les membranes pour s'en assurer.

(*b*) Les meilleurs Praticiens regardent la sortie du *meconium* indifférente dans les accouchemens, où les enfans se trouvent dans une situation forcée & contre nature, comme dans celle-ci, parce qu'elle occasionne la sortie de cet exerément par la pression des intestins.

je l'avois dit , crainte qu'étant sorti de la matrice , on ne crût que je l'eusse fait mourir par mon opération.

Ayant donc observé toutes les circonstances tant du côté de la mere que de l'enfant , je remarquai que les douleurs s'augmentoient de plus en plus , en sorte que voyant qu'il seroit inutile de m'opposer à la nature , en voulant repousser (c) le cul de l'enfant qui étoit extrêmément engagé au passage , ne pouvant passer la main , & considérant qu'il viendroit bien en cette situation à cause de l'ouverture de l'orifice interne de la matrice qui se dilatoit conjointement avec des douleurs vives & fréquen-

(c) Quand les fesses de l'enfant se présentent , on ne doit pas les laisser avancer ni engager dans le passage , mais il faut repousser le cul , & ensuite ayant glissé la main le long des cuisses jusqu'aux jambes & aux pieds de l'enfant , les amener tout doucement l'un après l'autre hors de la matrice. Mais quand il est tellement avancé dans le passage qu'il n'est pas possible de le repousser , on sera obligé de le tirer dans cette situation , ce qu'on viendra à bout de faire , surtout si l'enfant est très-petit , & que la mere ait les parties larges , alors on coule une de ses mains à côté de la fesse de l'enfant pour glisser deux de ses doigts dans une des aînes ; & le tirant à soi , on lui aide par ce moyen à sortir.

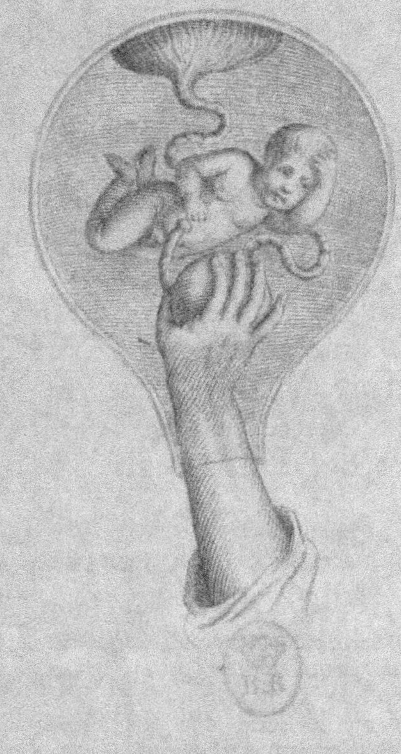

tes , qui m'obligerent d'aider à la nature en introduifant mes deux doigts
de chaque côté jufqu'aux aînes , dans
le tems d'une forte douleur , je tirai
l'enfant dehors , & le délivre s'enfui-
vit.

Il eft à remarquer que , quoique
j'aye fait l'extraction de l'enfant en
cette pofture , il ne faut pas croire
qu'ils viennent tous de même , car
fi l'une de ces remarques ne fe rencontre pas , il faudra pour lors aller
chercher les pieds , & fe comporter
en cette maniere.

Il faut porter la main , après l'avoir
ointe de beurre , dans la matrice , &
repouffer tout doucement le cul de
l'enfant qui occupe entierement l'o-
rifice interne , alors il faudra faire
glifler les doigts jufqu'aux aînes en
montant le long des cuiffes & jambes
jufqu'à la malléole , & par ce moyen
vous rencontrerez les pieds , qu'on
pourra encore aller chercher par la
partie poftérieure , paffant la main
tout le long de la cuiffe , & lorfqu'on
aura rencontré un pied , il faudra le
tirer dehors , & remonter la main le
long du tibia , jufqu'à ce qu'on foit

parvenu à l'aîne, où étant arrivé, il faudra passer la main par-dessus le penil, jusqu'à ce qu'on soit à l'autre cuisse, où étant parvenu, il faudra le redescendre tout du long de cette cuisse & de la jambe jusqu'à l'autre malléole, comme nous avons dit, en tirant doucement & reprenant l'autre pied, les tenant tous deux entre les doigts *index* & *medius*, & de cette maniere on tirera l'enfant hors de la matrice.

C'est la méthode (*d*) dont je me suis servi & qui m'a le mieux réussi dans une semblable rencontre.

(*d*) Il y a ici un détroit, dit *M. de la Motte, Accouch. Liv. 3. ch. 35. obs 276, pag. 490*, dont il faut tirer les pieds. Pour cela il les faut replier doucement vers les malléoles, & fléchir les jambes autant qu'il est possible, en sorte que les genoux poussent leur angle dans le ventre, & qu'ils y trouvent si bien leur place, que l'on puisse faire revenir les pieds repliés le long de la cuisse, en sorte qu'ils puissent suivre la main de l'Accoucheur, & sortir dehors sans rien rompre.

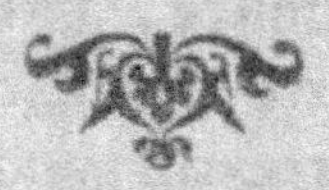

## CHAPITRE XII.

### D'un Accouchement où l'enfant préfentoit la face.

UN des fâcheux accouchemens eft lorfque la face de l'enfant fe préfente la premiere au paffage, fi on n'y remédie promptement, tous les efforts & toutes les douleurs de la mere font bien fouvent inutiles, en forte qu'elle ne fçauroit heureufement accoucher, fi elle n'eft promptement fecourue; car l'enfant court rifque d'étouffer au paffage, d'autant que les douleurs preffantes faifant abbaiffer le corps de l'enfant, lui font plier le col en arriere & renverfer la tête.

Or le véritable moyen pour furvenir à un tel accident, eft celui dont je me fuis fervi dans la pratique d'un accouchement femblable que je vais décrire dans la fuite de ce chapitre.

En l'année 1669 au mois de Septembre, je fus mandé pour aller accoucher la femme de M. Niſſole, Tapiſſier ruë Beaubourg, qui étoit en travail depuis deux jours; étant arrivé, je demandai à Madame Alexandre ſa Sage-femme ce qui ſe préſentoit, & l'ayant touché, je trouvai que l'enfant ſe préſentoit la face (*a*) la premiere au paſſage; ce qu'ayant bien examiné, je me mis en état de ſecourir la mere & de ſauver l'enfant en cette maniere. J'introduiſis premierement ma main tout doucement dans le col de la matrice, joignant mes quatre doigts enſemble, & repouſſai peu à peu la face ſans bleſſer ni incommoder l'enfant au-

---

(*a*) On connoît que la face ſe préſente, par les inégalités que forment le nez, les yeux, la bouche & le menton. Il eſt bon de reconnoître cette fâcheuſe ſituation avant l'écoulement des eaux, de peur que l'enfant trop long-tems dans cette poſture ne périſſe. Il ſera aiſé de ne pas tomber dans cet accident après la ſortie des eaux, parce qu'alors il y a aſſez d'eſpace pour tourner la tête ou baiſſer le menton ſur la poitrine, & faire préſenter le ſommet à l'orifice.

Il faut avertir la femme de ne faire aucun effort, juſqu'à ce que la tête ſoit bien tournée. On n'y contribuera pas peu en appuyant la main ſur la poitrine de l'enfant près du goſier, & le repouſſant au fond de la matrice, car alors la tête tombera d'elle-même ſur le bras de la Sage-femme.

CHAP. XI.

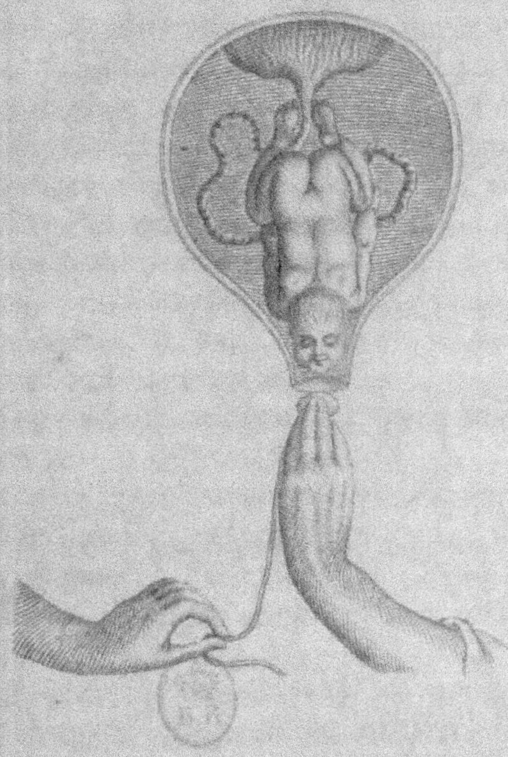

cunement avec une compresse que
j'avois mis à l'extrémité de mes
doigts, laissant pendre hors du col
de la matrice un bout d'une bande
attachée à ladite compresse pour la
pouvoir plus aisément retirer lorsque j'aurois repoussé la face, & je
glissai tout doucement la main le
long du visage jusqu'à la partie pos-
térieure, c'est-à-dire, le derriere de
la tête ; où étant arrivé, je tâchai de
l'abbaisser doucement, jusqu'à ce
que le menton de l'enfant touchât à
la poitrine, & par ce moyen je mis
le dessus de la tête au passage, c'est-
à-dire à l'orifice interne de la matrice.

Voilà le moyen & la méthode dont
je me suis servi dans la pratique de
cet accouchement, lequel quoique
difficile ne laissa pas de réussir comme je le souhaitois.

J'ajouterai néanmoins ici un second moyen pour faire un semblable accouchement qui est tel.

Vous mettrez votre doigt (*b*) dans

(*b*) Si l'on ne peut pas repousser l'enfant autant qu'il faudroit, on doit mettre le pouce ou l'in-dex dans la bouche de l'enfant, & on attirera

la bouche de l'enfant, faisant abbaisser la machoire inférieure, ou
pour mieux faire entendre, le menton, ensorte que le bout puisse toucher le sternum.

Je vous dirai néanmoins que la
premiere méthode que j'ai décrite ci-
dessus, dont je me suis servi, est la
plus certaine & la plus assurée, crainte que mettant le doigt dans la bouche de l'enfant, pour abbaisser la machoire vers le sternum, on ne courut
risque de la disloquer, ce qui peut
arriver.

Il faut toutesfois prendre garde de
ne point blesser l'enfant avec l'extrémité des doigts lorsqu'on repousse la
face, ce qui arrive quelquefois à
de semblables accouchemens. C'est
pourquoi je trouve à propos qu'on
se serve de cette compresse que j'ai
inventée, & de laquelle je me suis
servi assez favorablement dans pa-

doucement la tête. On peut encore introduire le bout des quatre doigts entre la matrice & le derriere de la tête, & tâcher de la baisser. Les différentes situations que prend la face en se pré-sentant à l'orifice, & la grandeur de l'espace, doivent déterminer les différentes méthodes qu'on doit mettre en usage.

reilles

reilles rencontres, pour repousser la face de l'enfant doucement sans lui faire aucune contusion ni meurtris-sures, comme il arrive fréquemment en pareilles occasions, où l'enfant paroît après tout livide & meurtri.

De plus, je vous dirai que les jeunes Sage-femmes se peuvent quelquefois tromper dans pareils accouchemens, prenant les jouës de l'enfant pour les fesses, & croyent qu'il se présente d'une autre posture qu'il n'est, c'est pourquoi elles toucheront plutôt deux ou trois fois pour mieux s'en assurer. Mais si nonobstant leur exactitude elles doutent encore de la situation de l'enfant, elles auront recours à quelque Chirurgien éclairé.

## CHAPITRE XIII.

### D'une femme qui vuida quatre fœtus à la suite d'une perte de sang.

LE 18 Juillet 1666, il arriva à la femme de M. Lemoine, Lapidaire, demeurant à Paris dans le Temple, qu'étant grosse de quatre mois, elle fut ſaiſie d'une ſi grande frayeur (*a*) voyant ramener ſon mari tout ſanglant à cauſe qu'il avoit été battu & maltraité, qu'elle fut à l'inſtant ſaiſie d'une très-fâcheuſe ſincope ſans en pouvoir revenir d'une demie-heure.

Pendant qu'elle étoit en cet état, on envoya promptement chercher un Chirurgien qui la ſaigna auſſitôt, & lui donna enſuite un lavement, comme il fut aiſé de connoître par un grand déſordre qu'il cauſa & qui fut ſuivi d'un dévoyement de ſix jours auquel ſuccéda une grande perte de ſang, (*b*) accompagnée de dou-

(*a*) Tout ce qui peut cauſer un mouvement trop violent au ſang dans une femme groſſe, peut la faire avorter; tels ſont les purgatifs violens, l'émétique, les emménagogues, les grands exercices, & autres mouvemens exceſſifs qui peuvent contribuer à détacher le placenta. Les paſſions font le même effet, comme les frayeurs. Car il arrive une ſuppreſſion entiere du mouvement du ſang & des eſprits animaux, qui produit une tenſion ſi conſidérable dans les vaiſſeaux de l'arriere-faix, qu'ils ſe rompent en ſe détachant des embouchures des pores de la matrice.

(*b*) Les pertes de ſang ſont ordinairement les avant-coureurs de l'avortement ſurtout quand elles ſont conſidérables, & qu'elles ont été précedées de douleurs vives qui ſe ſont fait ſentir aux reins & par tout le ventre.

leurs beaucoup plus preſſantes que celles d'un véritable accouchement, leſquelles étoient ſans doute les avant-coureurs d'un avortement. Car c'eſt une choſe à remarquer, que toutes les fois que nous voyons une femme groſſe ſe plaindre de douleurs de reins & par-tout le ventre, nous pouvons aſſurer qu'il lui arrivera quelque perte de ſang. Si elle ſurvient pendant les douleurs, la femme avortera infailliblement, comme il arriva à cette femme dont je parle préſentement, qui ſouffrant depuis deux jours une perte de ſang, vuida en urinant dans le pot de chambre une maſſe comme charnuë un peu plus groſſe que le poing.

Etant dans ce tems-là obligé de viſiter ſon mari, pour le panſer d'une bleſſure qu'il avoit à la tête, j'entrai heureuſement dans le moment qu'elle venoit de jetter cette maſſe. Comme elle étoit en peine de ſçavoir ce qu'elle avoit vuidé, & m'en demandant mon avis, je tirai promptement du pot de chambre cette maſſe pour en faire l'ouverture & ſatisfaire en même tems la curioſité de la malade & de tous ceux qui étoient présens; mais à peine eus-je ouvert cette masse charnue; que je découvris quatre petits fœtus de la longueur du doigt, étant tous d'une même grandeur & proportion, & ayant chacun son ombilic enveloppé & contenu dans deux délivres, qui n'étoient pas néanmoins séparés, mais faisoient comme la forme d'un champignon : quoique la chose fut si délicate, qu'on eût toutes les peines du monde pour pouvoir remarquer ce qu'il y avoit de particulier à chacun, je ne laissai pourtant pas de faire voir aux assistans qu'il y avoit deux mâles & deux femelles.

Il est aisé à voir que la cause de l'expulsion de ces quatre petits fœtus avant le terme, ne fut autre chose que la peur de la mere avec la perte de sang qui succéda, soit qu'elle fut causée par la frayeur ou par le lavement, & autres remedes très forts, comme je le puis croire, lesquels échauffant & raréfiant le sang qui s'étoit retiré avec les esprits dans la peur près des parties nobles, les poufferent avec impétuofité dans les vaiffeaux de la matrice.

# CHAPITRE XIV.

*D'une femme grosse de deux mois, à laquelle survint une perte de sang, par une frayeur qui la fit accoucher avant le terme.*

LA femme d'un Chirurgien du corps de Monsieur, Frere unique du Roy, le 20 Novembre 1668 étant grosse d'environ deux mois, eût une si grande frayeur pendant un dévoyement qu'elle avoit depuis quatre ou cinq jours, que la nuit suivante il lui arriva tout subitement une perte (*a*) de sang avec des douleurs si grandes dans les reins & dans toute la région du bas-ventre, qu'elle étoit réduite dans une extrême

(*a*) Les accidens dont on parle dans cette observation sont produits par les mêmes causes que dans l'observation précédente. Quand une perte de sang n'est pas grande, on peut attendre pour voir ce qu'elle pourra devenir ; mais quand elle est considérable, on exposeroit la mere & l'enfant si l'on temporisoit, & si l'on s'amusoit à la saignée & à des médicamens astringens.

foiblesse, ce qui obligeat M. Robinot son mari à m'envoyer querir pour voir ce qu'il y auroit à faire.

Etant arrivé chez lui, j'observai premierement que les douleurs étoient considérables & fréquentes, de même qu'il arrive aux véritables travaux, lorsqu'une femme est sur le point d'accoucher.

Je ne m'amusai pas à me servir de remedes topiques qui auroient peu servi dans une semblable rencontre, car le plus prompt moyen de remédier à de semblables pertes, c'est d'accoucher les femmes lorsque cela arrive, & qu'il y a assez d'ouverture pour pousser la main, d'autant qu'après l'accouchement la matrice venant à s'affaisser [b] & à se remettre

(b) Si la perte de sang est considérable, on ne sçauroit l'arrêter qu'en tirant le fœtus. Car l'enfant distend la matrice, & tient les vaisseaux ouverts. Si l'uterus est suffisamment ouvert, il faut procéder à l'accouchement : si la matrice n'est pas ouverte, on en dilate peu à peu l'orifice déja disposé par le sang qui en découle, en introduisant un doigt, puis deux, ensuite trois, &c. quand l'orifice est assez dilaté, on cherche les pieds de l'enfant qu'on tire, on ôte ensuite l'arriere-faix, après quoi la matrice se resserre, les vaisseaux se bouchent, & la femme se trouve guérie.

dans sa situation naturelle, les extrémités des vaisseaux auparavant
ouvertes se bouchent d'elles-mêmes,
comme il arriva à M°. Robinot, qui
deux heures après que je fus arrivé,
les douleurs continuant, accoucha
d'un petit fœtus enveloppé dans son
délivre que j'ai reçû, & en même
tems toutes les douleurs & la perte
de sang cesserent.

Ce qui fait voir manifestement
que dans une semblable rencontre,
lorsqu'il n'y a pas suffisammenr d'ouverture pour pouvoir introduire la
main, on est obligé de commettre le
tout à la sage nature, après avoir
néanmoins fait notre possible pour
arrêter la perte de sang, & empêcher l'avortement par des bons remedes, qui resserrant doucement,
puissent fortifier la mere & l'enfant;
mais si nos soins & leurs effets se
rendent inutiles, & qu'on ne puisse
faire autrement, nous devons aider
la nature, & tâcher d'accoucher la
malade le plus promptement que faire se pourra, & après avoir survenu
à tous les symptômes par les remedes
nécessaires, lui prescrire un régime
convenable.                    H iv

# CHAPITRE XV.

*D'une femme qui rejetta dans un pot de chambre un petit fœtus environ de trois mois , dans laquelle le délivre reſta avec perte de ſang , qui ne ceſſa point que le délivre ne fût ſorti.*

JE fus appellé le 18 Février 1666 pour voir Madame la Fontaine , demeurant ruë Montmartre , qui étoit groſſe d'environ trois mois. Elle s'étoit couchée ſans avoir eû aucune douleur , ni avoir fait aucune chûte , elle vuida environ plein la paume de la main d'eau. Cette évacuation fut ſuivie de douleurs très-preſſantes vers la région des reins , qui s'étendoient juſqu'au bas-ventre ; ce qui l'obligea , ſe ſentant toute trempée dans ſon ſang par une hémorrhagie *(a)* qui lui étoit ſurve-

(a) Toutes les pertes de ſang qui arrivent dans l'accouchement, ne peuvent venir que de la rupture du cordon ombilical, ou du déta- chement du placenta , ſoit en tout , ſoit en nuë, d'éveiller son mari pour apporter de la chandelle & pour la secourir dans le pitoyable état où elle se voyoit, mais quatre heures après que les eaux furent percées, ses douleurs continuant toujours, l'envie lui prit de lâcher de l'eau, & jetta en urinant dans le pot de chambre un petit fœtus de la longueur du doigt, qui étoit un mâle bien conformé. Son mari tout étonné, voyant que le délivre étoit demeuré dans la matrice, fut vîtement appeller une Sage-femme nommée Madame Labelle, pour tâcher de le faire sortir, ce qu'elle ne pût faire en aucune façon, & leur fit espérer que la nature l'expulseroit d'elle-même.

Mais voyant au bout de cinq jours qu'il n'y en avoit aucune apparence, le mari m'envoya querir pour voir cette femme qui étoit dans les naufées & dans des douleurs de tête insupportables, accompagnées d'une extrême foiblesse par la perte du sang qui continuoit toujours avec grande

partie. Elles ont ordinairement de mauvaises suites, à moins que la perte ne soit légere, & que l'accouchement ne soit prompt.

puanteur caufée par la rétention (*b*)
du délivre dans la matrice , en forte
qu'on ne pouvoit l'approcher.

Etant arrivé chez elle , & l'ayant
vifitée , j'ordonnai en l'abfence du
Médecin des remedes cordiaux &
des injections pour réfifter à la pourriture, & pour faciliter l'expulfion de
l'arriere-faix qu'elle rendit du foir
au lendemain , noir comme de l'en-
cre , lui faifant prendre de deux heures en deux heures des remedes fortifians avec quelque injection, comme vous verrez au ch. 27 , qui cor-
rigerent en quelque maniere la pu-
ttéfaction & la malignité qu'elle vui-
doit.

(*b*) M. de la Motte , Accouch. liv. 5. obf. 383. p. 734. rapporte qu'une femme groffe d'environ trois mois, eut une colique fuivie de quelques douleurs de reins , qui répondirent enfuite au bas-ventre , fans aucune caufe ma-nifefte ; l'envie d'uriner s'y joignit, & l'obligea de fe préfenter fur le pot de chambre. Dans cette fituation les eaux percerent, & un enfant mort les fuivit. Cet ac-cident fut fuivi d'une perte de fang , caufée par la rétention du petit arriere-faix. Il mit tout en ufage pour le tirer , même jufqu'aux extrê-mes violences ; il fe fer-vit d'un doigt feul pour faire cette opération , n'ayant pû y introduire un fecond ; il le mena fi bien autour de la matri-ce , qu'il l'en détacha & retira avec un feul doigt en le recourbant , & le fang s'arrêta prefqu'auf-fi-tôt.

Cette pratique semble être totalement contraire à celle de Mauriceau, qui dans le chap. 13, liv. 2. où il traite de la maniere de tirer l'arriere-faix resté dans la matrice, rejette entierement tous les remedes cardiaques & fortifians, dont plusieurs Auteurs devant lui, mieux versé dans la connoissance de tels remedes & plus clairvoyans que lui dans la Médecine, se sont servi fort-heureusement dans une semblable rencontre; car quoiqu'il semble à Mauriceau que les remedes cordiaux, comme sont les confections, la thériaque & le mithridate, soient plus capables d'empoisonner les hom-& d'abbattre les forces plutôt que de les rétablir, il n'est pas croyable qu'on puisse sans connoissance de cause rejetter un si long usage & expérience de semblables remedes reçûs de toute antiquité & mis en pratique par les plus sçavans hommes qui ayent jamais été; car sans m'étendre sur cette matiere qui est hors de mon sujet, je me contenterai de répondre à Mauriceau qu'il n'est pas plus éclairé dans la connoissance des médica-

mens simples & composés qu'Hyppocrate, Galien, Mésué & une infinité d'Auteurs célebres.

J'avoüe que le fréquent usage de
semblables remedes dans le tems de
la fievre ne seroit pas trop bon, si
elle n'étoit maligne & pestilentielle,
fomentée par une insigne pourriture
& corruption du sang ou des humeurs, mais de croire qu'ils soient
tout-à-fait inutiles, c'est ce qui ne
sçauroit entrer dans l'esprit d'un
homme de bon sens.

Il est vrai que dans cette occasion
le vin peut beaucoup s'il y a peu de
fievre ou point du tout; car le vin
est le plus puissant alexitere & fortifiant que nous ayons dans la nature,
d'autant qu'il se distribue facilement
& répare soudainement les esprits &
la chaleur dissipée; mais cela n'empêche pas que les susdits remedes ne
puissent être mis en usage dans une
pareille rencontre, puisque quantité
d'habiles Médecins s'en sont servis
avec succès.

Pour ce qui regarde la limonade
dont Mauriceau veut qu'on se serve
dans cette occasion, le sirop de limon

ou de grenade, je ne vois pas comme
de semblables remedes peuvent accomplir notre indication, qui est de
ne pas trop refroidir, mais de réparer les esprits & la chaleur naturelle
affoiblie par les douleurs & presque
étouffée par les vapeurs malignes
qui s'élevent de la corruption ; de se
servir de sirop de grenade & de limon encore moins, d'autant que notre indication est de lâcher plutôt
que de resserrer, comme font tels
remedes astringens, à moins que dans
la suite il ne soit jugé à propos de
s'en servir, principalement s'ils sont
ordonnés par le Médecin.

## CHAPITRE XVI.

*Des pertes de sang, de leurs diffé-*
*rences, causes & remedes propres*
*à conserver la mere & l'enfant.*

APRE'S vous avoir fait connoître suffisamment dans les chapitres précédens les pertes de sang
qui arrivent pour l'ordinaire à quantité de femmes grosses pour ne se pas

conserver, mais particulierement aux jeunes femmes nouvellement mariées, qui bien souvent folatrant & courant çà & là, se laissent tomber sur leurs genoux, & causent une relaxation dans les ligamens supérieurs de la matrice. Neuf ou dix jours après ces femmes se plaignent d'une douleur qui se fait sentir aux reins & à toute la région du bas-ventre, auxquelles succedent ordinairement une perte de sang provenant des vaisseaux du fond de la matrice avec des douleurs semblables (a) à celles qui arrivent à un véritable accouchement, comme nous avons déja dit.

(a) Les pertes de sang durant la grossesse sont quelquefois legeres, & l'on en est quitte pour garder quelque tems le lit, se faire tirer du bras quelques palettes de sang à plusieurs reprises, avec un régime rafraîchissant & incrassant.

La perte ne vient pas toujours du détachement de l'arriere-faix, ou de la rupture des vaisseaux ombilicaux, mais par l'ouverture de quelques autres vaisseaux, comme ceux des mois; & l'on a vû de pareils écoulemens durer tout le cours de la grossesse.

Quand les pertes sont produites par quelques chûtes, comme elles causent un ébranlement dans toutes ces parties, l'on a à craindre le détachement du placenta de la face intérieure de la matrice; & cette perte est d'autant plus à craindre, que l'arriere-faix est détaché en plus de ses parties.

Mais auparavant de venir à la curation d'un fymptôme femblable, il
ne fera pas hors de propos de dire ici
quelque chofe touchant la perte de
fang. Je dis donc premierement que
toute hémorrhagie généralement parlant arrive en trois manieres, fçavoir, par *anaftomofe*, par *diapedefe* &
par *diarbrofe* & *rupture*.

L'hémorrhagie arrive par anaftomofe lorfqu'elle fe fait par l'extrêmité des vaiffeaux qui viennent à fe
relâcher par la grande chaleur & l'a-
gitation du fang dans toutes fortes
de mouvemens violens, foit du corps
ou de l'efprit, ou par fa ténuité lorfqu'il eft trop fubtile & féreux.

L'hémorrhagie arrive par diapedefe ou tranfcolation, lorfque les tuniques des vaiffeaux étant trop minces & déliées, le fang penetre facilement à travers comme une rofée.

Enfin l'hémorrhagie arrive par
diabrofe ou rupture lorfque les tuniques des vaiffeaux viennent à fe déchirer & rompre par quelque mouvement [b] violent, chûte, coups &

(b) Les paffions, com-    fent fouvent une hé-
me la frayeur, produi-    morrhagie, parce que

autres semblables accidens externes, sans oublier l'acrimonie des humeurs qui en peuvent être la cause interne.

Cela présupposé, il faut voir maintenant par laquelle de ces trois causes arrive la perte de sang de la matrice.

Je dis donc que l'hémorrhagie de la matrice est de deux sortes, sçavoir une qui se fait naturellement, & l'autre qui arrive contre nature.

L'hémorrhagie qui se fait naturellement est celle qui arrive tous les mois périodiquement aux femmes qui ne sont pas grosses, pour le soulagement & la décharge de la nature.

Celle qui est contre nature est pareillement double; car ou elle arrive aux femmes qui ne sont pas grosses, lorsque le flux menstruel est immodéré, [c] ou elle arrive à celles

dans la crainte il se fait une suppression entiere du mouvement du sang & des esprits animaux, qui produit une tension si considérable dans l'arriere-faix, que ses vaisseaux se rompent en se détachant des embouchures des pores intérieurs de la matrice Ce même détachement se fait aussi par les mouvemens impétueux des esprits que la joye ou la colere excitent.

(c) Les hémorrhagies arrivent également aux

qui

qui sont grosses, & particulierement dans le tems de l'accouchement.

Celle qui arrive selon la nature, qui n'est autre que la purgation des mois, arrive toujours par anastomose, car la nature se voulant décharger de ce sang superflu, dilate l'extrémité des vaisseaux pour la mettre dehors.

Quant à celle qui se fait contre nature, elle peut arriver par l'une & l'autre de ces trois causes, mais principalement par rupture des vaisseaux lorsqu'elle est trop copieuse, & qu'il a précédé quelque coup ou chûte.

Mais sans m'étendre davantage sur cette matiere qui a été si docte-

filles & femmes qui ne sont pas grosses, & ne sont quelquefois pas moins à craindre. Cette perte, dit M. de la Motte, p. 365, n'excepte ni l'age ni la condition. J'ai vû, dit-il, une fille en mourir à l'age de plus de 50 ans, sans avoir pû en arrêter le cours, quelques remedes qu'on eût tenté pour cet effet. C'est un abus de croire avec M. Mauriceau, qu'une fille qui souffre une perte de sang, doit avoir eu commerce avec un homme. On a vû des enfans de sept ans, enfermés dans des Cloîtres, avoir de ces pertes excessives, qui les réduisent à la mort. Dans ces personnes l'orifice de la matrice est allongé & exactement fermé.

ment traitée par tant de sçavans Médecins beaucoup plus clairvoyans que moi, je me contenterai de vous faire part de ce que la pratique journaliere m'a fourni en semblable rencontre pour subvenir à ces accidens.

C'est pourquoi si vous vous rencontrez à la campagne ou en quelque autre lieu dénué du secours de quelque Médecin, auquel cas suppléant à son défaut, vous ferez une ou deux [d] saignées du bras, s'il est besoin, à diverses reprises, bouchant l'ouverture de la veine avec le doigt de fois à autre pour faire révulsion, sans oublier l'application des ventouses séches sur les mammelles, & les ligatures aux bras & aux extrémités des doigts, couchant votre malade non sur un lit de plume,

(d) M. de la Motte employe des médicamens bien plus simples: le lit, une ptisanne commune, ou une cuillerée de vin dans de l'eau bouillie, sont ceux qu'il a mis en usage dans de pareilles maladies; & ce n'est qu'après que cet écoulement a duré trop long-tems, qu'il a tenté la saignée & les lavemens à quelques-unes, mais cela a été fort inutile; c'est ce qui a fait qu'il s'en est tenu dans la suite au repos & au seul régime.

mais sur un matelas garni de toile simple ou une peau de veau déliée pour ne pas augmenter le mouvement du sang par la chaleur. Cela fait, vous pourrez ordonner quelques remedes internes & externes à votre malade, comme par exemple ;

Vous pourrez prendre racines de bistorte, nacre de perle, graine de Kermes, essence d'Oliban, poids égal de chacun que vous mettrez en poudre subtile & que vous mêlerez ensemble avec sirop de coings, ou vieille conserve de roses & en donnerez le poids d'une dragme de deux heures en deux heures à votre malade, ne lui donnant point d'aliment qu'une heure après, ensuite on pourra lui donner quelques lavemens rafraîchissans faits d'une décoction de laituë & de pourpier, si c'est la saison ; de plantain, renouée, bouillon blanc avec miel de Nénuphar & un peu de cristal minéral, avec une cueillerée de vinaigre rosat.

Pour sa boisson, vous ordonnerez une tisanne faite avec la raclure d'yvoire, corne de cerf, la racine de

tormentille , la grande confoude &
l'épine-vinette.

Que fi la perte de fang arrive fans
groffeffe , d'un flux menftruel immodéré , après avoir fait les remedes
généraux , fçavoir, la faignée , &c.
vous ordonnerez à votre malade un
régime raffraîchiffant & incraffant ,
fçavoir , des bouillons faits avec des
pieds & jarrets de veau , & un bon
morceau de roüelle de bœuf avec la
laituë & le pourpier , & lui ferez
prendre le foir avant que de dormir
pendant cinq ou fix jours , un petit
julep fait avec le firop de grofeille ,
dans un verre de décoction de laituë
& de pourpier , de grande confoude
& de plantain, & le flux étant arrêté,
vous purgerez votre malade avec le
firop de chicorée compofé de rhubarbe dans une décoction rafraîchiffante, & la baignerez quelques jours,
fi la perte provient de trop de chaleur , & en dernier lieu fi la perte
perféveroit , vous la mettrez au lait
qui eft l'unique & fouverain remede.

Pour ce qui regarde les remedes

topiques, je ne les rejette pas tout-à-
fait, bien qu'ils soient peu efficaces,
si les remedes généraux n'ont précédé, & surtout la saignée du bras.

Quelques-uns élevent l'oxicrat jusqu'au troisiéme ciel pour arrêter la
perte de sang. J'avouë qu'il est utile
dans cette rencontre lorsqu'il est ordonné à propos ; mais si l'on s'en sert
à contre-tems sans avoir fait une révulsion suffisante, principalement
dans les corps plétoriques, vous aug-
menterez la perte de sang au lieu de
l'arrêter, en repoussant toute la chaleur & les esprits en dedans, ce qui
donne une nouvelle agitation au
sang, & fait quelquefois qu'il sort
une demie heure après en plus grande abondance qu'auparavant. C'est
pourquoi il faut bien se donner de
garde de ne rien faire mal-à-propos
& de sa tête, principalement lorsque
vous pouvez avoir le conseil d'un
sage & prudent Médecin.

Je pourrois ajouter ici une infinité
d'autres bons & excellens remedes
que je passerai sous silence, parce
qu'une grande partie a déja été traitée par plusieurs Auteurs très-sça-

vans, je me contenterai d'en ajouter ici un dont l'expérience m'est fort familiere, & qui m'a toujours bien réussi en semblable rencontre, sa forme est telle.

Prenez eau de canelle, deux onces; de confections d'Alkermes & d'hiacinte, de chacune un gros: mêlez le tout ensemble & en donnerez de fois à autre une cuillerée.

Vous pourrez aussi ajouter si vous voulez audit remede six grains de sel de corail, lequel remede fortifie en même tems en resserrant, bien que quelques Auteurs modernes veulent absolument rejetter comme tout-à-fait inutile, l'usage de semblables remedes, ce qui semble non-seulement choquer la raison & le bon sens, mais encore l'expérience qu'en ont fait tant de braves gens & sçavans Auteurs qui les connoissent sans doute mieux que ceux qui les méprisent, parce qu'ils en ignorent tout-à-fait leurs vertus.

Et sans m'arrêter à une induction que je pourrois faire d'une infinité de Médecins qui s'en sont servis depuis Hippocrate : je me contenterai

de dire que Galien dans fon feptiéme
livre des médicamens fimples, dit que
le kermes fortifie & refferre beaucoup. C'eft pourquoi il ne faut point
blâmer mal-à-propos ni rejetter de
femblables remedes que l'expérience
univerfelle de tous les fiecles a toujours reconnu pour falutaires.

## CHAPITRE XVII.

*D'une femme que j'accouchai de deux*
*jumeaux , qui avoient chacun fon*
*délivre.*

LE 25 Septembre 1669 je fus mandé fur les deux heures du matin
pour accoucher la femme de M. Pa-
rifot, demeurant ruë de Bercy, que
j'avois vûe pendant qu'elle étoit enceinte d'une groffeur *(a)* extraordinaire.

Etant arrivé chez elle, je connus

*(a)* La groffeur du ven-
tre n'eft pas une indica-
tion de plufieurs enfans;
car il y a bien des fem-
mes qui ont naturelle-
ment le ventre extrême-
ment gros , ou quelque-
fois l'enfant eft d'une
groffeur extraordinaire ,
ainfi l'on doit regarder
ce figne comme tres-
équivoque.

à son poulx & aux douleurs très-
grandes qu'elle ne seroit pas long-
tems sans accoucher ; c'est pourquoi
voyant que les douleurs étoient fort
pressantes, je la fis mettre sur un
matelas auprès du feu, ou elle ne fut
pas une demie-heure que ses eaux
percerent, & accoucha quelque tems
après d'une fille que je reçûs avec son
délivre qui ne tarda gueres à venir

Cette pauvre femme croyoit être
entierement délivrée ; mais sa joye
fut courte, car elle fut bien étonnée
lorsque je lui dis que ce n'étoit pas
fait, & qu'elle avoit encore (b) un

(b) Cet accouche-
ment peut être naturel
& contre nature, ou l'un
& l'autre à la fois : si
l'accouchement est na-
turel, il ne se rencontre
pas de difficulté ; un des
jumeaux se présentant
seul, on lui donne les
secours qu'exige l'accou-
chement naturel. Après
avoir fait la ligature du
cordon de l'enfant nou-
veau-né, on le donne à
quelque personne pour
l'envelopper ; ensuite on
porte la main dans la
matrice, on perce les
eaux de l'enfant resté, &
on le tire dehors par les
deux pieds.

Il arrive souvent que
le premier enfant vient
promptement, & le se-
cond difficilement, mais
il ne faut pas tarder à finir
l'accouchement, car les
douleurs efficaces qui se
font quelquefois atten-
dre long-tems, devien-
nent funestes à l'enfant.

Si les jumeaux se pré-
sentent tous deux à la
fois, on fait sortir ce-
lui qu'on peut avoir le
plus aisément, & on ti-
re le second par les
pieds, quand même il
présenteroit la tête, se-
lon plusieurs Praticiens.

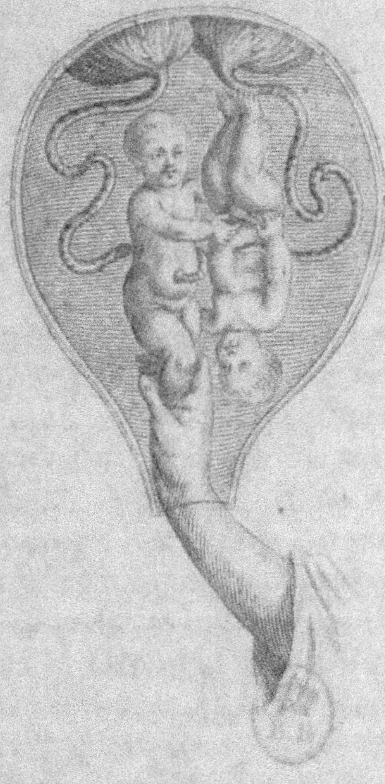

enfant dans la matrice, dont il falloit l'accoucher; ce qui l'affligea si sensiblement, que j'eus bien de la peine à la consoler; car elle n'avoit apprêté des linges & maillots que pour un enfant. Mais ses voisines furent assez charitables dans cette occasion pour lui apporter ce qui étoit nécessaire pour l'autre qui vint une heure après que les eaux furent percées, & que je tirai par les pieds de la maniere que vous verrez ci-après.

Le second enfant étoit mâle; son délivre étoit tellement adhérant, qu'il me donna bien de la peine, car il me fallut plusieurs fois humecter & lubréfier la matrice avec du beurre, & me servir de la poudre sternuta-toire qui facilita beaucoup l'expul-sion de l'arriere-faix que je reçûs fort entier; mais la matrice qui avoit con-tenu ses deux enfans gros & puissans avec ses deux délivres ayant été re-lâchée dans le tems de la grossesse, & se sentant vuide d'un si pésant far-deau, tomba & se précipita hors du col de la grosseur de la tête d'un en-fant que je remis de suite.

Et ce qu'il y a principalement à considérer pour les jeunes Sages femmes, c'est de s'appliquer à connoître parfaitement les parties de la matrice, afin de ne pas la tirer dehors comme fit une Sage-femme au Faubourg Saint Germain, qui la tira dehors, croyant que c'étoit la tête d'un autre enfant, ce qui occasionna tout-à-coup à la mere des convulsions si grandes, qu'elle mourut en ce déplorable état. Son mari cherchoit du secours par tout, mais fort-inutilement, car il n'en pouvoit trouver en pareille rencontre, & quand même il en auroit trouvé, il auroit servi de peu.

Je dirai dans un chapitre particulier que je ferai de la précipitation de la matrice, la maniere de survenir à de semblables accidens, comme je fis à cette femme dont j'ai parlé ci-dessus; vous observerez ici que le premier de ces deux jumeaux étoit coëssé, ce que le vulgaire un peu trop crédule à la superstition attribue à un bonheur tout particulier, bien que dans la vérité il ne soit que vain & imaginaire, car ce n'est pas une

membrane particuliere, mais seulement un fragment de l'amnios.

Enfin il faut observer pour la conclusion dans ce Chapitre, que ces
deux enfans étoient enveloppés chacun dans son délivre à part, comme
étant mâle & femelle, & qu'ils ont
vécû tous deux & se portent bien à
présent, bien que la plûpart des Auteurs assurent que lorsqu'une femme
accouche de deux jumeaux, s'ils sont
mâle & femelle, le mâle étant plus
parfait & vigoureux l'emporte toujours sur la femelle, qui étant beaucoup plus foible pour l'ordinaire, ne
vit pas, ou bien si elle vit, elle est
presque toujours infirme & valétu-
dinaire.

## CHAPITRE XVIII.

*D'une femme grosse de sept mois,
qui mourut subitement, dont je
fis l'ouverture, pour en sçavoir
la cause.*

LA mort surprit subitement une
femme grosse de sept mois le 15
Mars 1669 où je fus mandé par Madame Cousin, ancienne Sage-femme, pour faire l'Opération Césarienne, car, l'enfant qui ne deman-
doît en cette occasion que le secours
d'un Chirurgien, si celui qui arriva
devant moi, touché de charité, eût
ouvert la mere au même moment
qu'elle rendit les derniers soupirs, on
lui eût sans doute rendu un bon of-
fice, car il lui auroit conservé la vie
en deux manieres, sçavoir celle du
corps & celle de l'ame.

Je fus fâché d'être arrivé si tard,
pour n'avoir pas eû lieu de faire l'o-
pération Césarienne, comme j'avois
déja fait à une autre femme en sem-

blable rencontre, que vous pourrez voir dans la suite.

Mais parce qu'il y avoit déja assez longtems que la mere étoit morte, voyant que l'opération seroit tout-à-fait inutile pour secourir (*a*) l'enfant, je differai de faire l'ouverture du corps jusqu'au lendemain matin, où m'étant transporté avec Madame Cousin, nous y trouvâmes plusieurs jeunes Sages-femmes qui étoient venuës pour voir l'ouverture de la matrice & la situation du fœtus.

Ayant donc situé le cadavre commodément & coupé les cinq tégu-

(*a*) Les Praticiens & les Observateurs ne conviennent pas tous de l'inutilité d'ouvrir les corps des femmes mortes dans le travail quelque tems après leur mort, puisqu'on a des exemples où les fœtus sont sortis d'eux-mêmes plusieurs jours après la mort de leur mere. Le Journal d'Allemagne fait mention [ dec. 1. an. 3. t. 3. obs. 308. ] d'une Dame qui au dernier mois de sa grossesse se trouva si mal, qu'elle mourut en moins d'une demie-heure. Le troisiéme jour le fœtus sortit de la matrice. L'observateur confirme cette histoire par celle de sa propre tante, qui, prête d'accoucher, mourut épileptique. Comme on lavoit le cadavre, l'enfant resté au passage, qu'on croyoit mort, tomba tout d'un coup. Voyez Th. Bartholin, Hist. anat. 97. cent. 1. pag. 304.

mens avec les muſcles du bas-ventre
en forme de croix , comme c'eſt l'ordinaire , je fis premierement voir à
tous les aſſiſtans la ſituation de la matrice dans ſon lieu naturel avant que
de l'ouvrir & après que j'en eus fait
l'ouverture , je leur fis conſidérer la
ſituation du fœtus. Il étoit comme
ramaſſé en rond ; il avoit les talons
proche les feſſes & les deux mains
ſur ſes genoux , les tenant avec la
paulme & le dedans des mains , entre leſquelles il baiſſe la tête , en
ſorte qu'il a les deux yeux comme
collés ſur ſes deux pouces, le nez entre les deux genoux , & les joüés appuyées ſur les deux mains. Leur ayant
fait voir dans cette ſituation qui eſt
naturelle de venir au monde la tête
en bas à l'orifice interne de la matrice , je leur montrai encore toute ſon
étenduë , & ſon épaiſſeur qui excé-
doit celle d'un écu , excepté la partie ſupérieure où eſt attaché le délivre , auquel endroit elle ſe trouve
épaiſſe de trois ou quatre travers de
doigts , ſelon la groſſeur & l'épaiſſeur du délivre , n'étant pas également
ment épaiſſe en toutes , car les unes

l'ont plus gros, & les autres l'ont plus petit, de sorte qu'on ne sçauroit en donner une mesure certaine.

Après avoir considéré assez exactement tout ce qui se pouvoit touchant la matrice & la situation du fœtus, je fis l'ouverture de la poitrine pour tâcher de découvrir la cause de cette mort subite, qui nous fut bientôt connuë immédiatement après que le sternum fut levé, car je connus manifestement qu'elle avoit été causée par un grand débordement de pituite dans les poulmons. Je trouvai les bronches remplies & même le péricarde, ce qui me fit conclure qu'il ne falloit pas aller chercher ailleurs la cause de sa mort; mais qu'il falloit l'attribuer à cette grande quantité de pituite, qui s'étant extravasée tout-à-coup sur les parties de la poitrine, avoit entiérement suffoqué la chaleur naturelle, & tous les esprits vitaux dans sa premiere source.

# CHAPITRE XIX.

## D'un Accouchement que je fis, dans lequel l'enfant préfentoit les genoux.

ENTRE une infinité de poftures dans lefquelles l'enfant fe préfente en venant au monde, une des moins difficiles à redreffer, c'eft lorfqu'il fe préfente par les genoux. (a) On y peut remédier en fort peu de tems, pour peu qu'on foit verfé dans la pratique des accouchemens, parce que dans toûtes les mauvaifes préfentations, nous fommes obligés

(a) Quand l'enfant eft éloigné, & que les genoux font dans les eaux, & recouverts des membranes qui les contiennent, on peut fe tromper, en prenant la tête pour les genoux, ce qui ne peut arriver que par inadvertance, fi les membranes font ouvertes & les eaux écoulées : ordinairement il ne s'en préfente qu'un, dont la groffeur eft fi différente de celle de la tête, qu'on ne fçauroit s'y méprendre. Comme l'autre genou eft prefque toûjours un peu derriere, l'Accoucheur eft obligé de repouffer un peu celui qui eft le plus avancé, afin d'aller avec plus de facilité prendre les pieds, qui font aifés à r[...]er.

d'aller

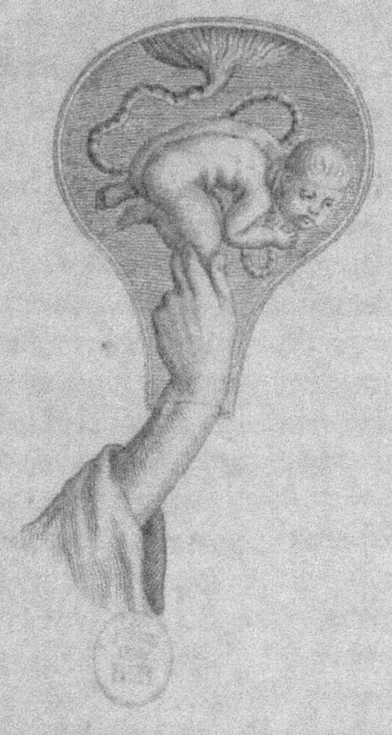

d'aller chercher les pieds, qui sont
bien plus faciles à trouver lorsqu'il
se présente par les genoux, comme
en étant plus près qu'en toute autre
posture; car on n'a qu'à glisser la
main par-dessous le jarret le long de
la jambe vers la malléole pour les attraper & les tirer dehors de la maniere que je fis à la femme de M.
Baudouin, où je fus mandé le 20
Décembre 1668 pour l'accoucher;
je l'avois déja vû auparavant que ses
eaux fussent percées qui se présen-
toient en long, ce qui me fit connoître que l'enfant venoit mal; car il
faut observer que dans tous les accouchemens, les eaux prennent la figure de la partie qui se présente la premiere au passage; en sorte que si
l'enfant se présente par la tête qui est
la seule figure naturelle, les eaux
étant poussées par elles, paroîtront
de figure ronde, & si c'est le pied ou
la main, elles paroîtront de figure
longue, & de même à proportion des
autres parties du corps, prenant garde néanmoins qu'on ne se trompe pas
lorsqu'il se présente par le cul, car
pour lors la figure des eaux est pres-

que semblable à celle de la tête , excepté qu'elle est un peu plus oblongue & mollasse , quoique le signe ne soit pas toujours assuré.

Ce qu'ayant remarqué à cette femme dont j'ai fait mention ci-dessus, je reconnus manifestement , lorsque les eaux furent percées, que je ne m'étois point trompé dans mon prognostic , car les genoux venoient les premiers , ce qu'ayant reconnu en la touchant , je me mis en état de la secourir le plus promptement qu'il me fut possible en cette maniere.

J'insinuai *(b)* mes doigts , poussant la rotule du genou qui occupoit l'orifice interne de la matrice, & les glissai le long de la jambe jusqu'à ce que

---

*(a)* Comme il y a souvent un genou appuyé sur l'os pubis , qui empêche l'autre de descendre suffisamment dans le passage , il ne faut pas tirer ce premier genou , comme on pourroit le faire aisément, en mettant son doigt sous le pli du jarret , pour l'attirer ensuite ; mais il faut au contraire le repousser pour dégager l'autre , les prendre tous deux ensemble , les tirer & finir l'accouchement.

Quand les eaux ne sont point sorties , & qu'on a sçû reconnoître cette situation à travers les membranes qui contiennent les eaux , plusieurs conseillent de les percer sur le champ , pour finir l'accouchement.

j'euffe attrapé un pied, je le tirai dehors de la matrice, je remontai ma
main le long de la jambe & de la
cuiffe jufqu'aux feffes, & la faifant
gliffer le long de l'autre cuiffe & de
la jambe, j'attrapai l'autre pied. Etant
affuré que c'étoit les deux pieds du
même enfant, je les tirai dehors tous
les deux; car on pourroit fe tromper
quand il y a deux jumeaux. Par ce
moyen j'accouchai heureufement
cette femme, & la délivrai fans qu'il
en furvint aucun accident tant du
côté de la mere que de l'enfant.

---

## CHAPITRE XX.

*D'une jeune femme que j'accouchai*
*heureufement de fon premier en-*
*fant à terme, quoique la ma-*
*trice fut relâchée, & qu'elle tom-*
*bât dans le vagin.*

LA femme de M. Bouin, Maître
Brodeur, demeurant ruë des Arcis, groffe de fon premier enfant, le
22 Mai de l'année 1668, eût à mi-

terme une relaxation [a] de la matrice qui lui tomboit dans le vagin de la grosseur d'un œuf, cette descente l'incommodoit jusqu'à l'empêcher de marcher, ce qui fut cause que la mere me fit appeller pour tâcher de lui donner quelque soulagement.

La premiere chose que je fis après l'avoir touchée, fut de la faire mettre en situation, après quoi je fis la réduction de la matrice & la remis promptement dans son lieu naturel, introduisant dans le vagin un pessaire pour empêcher la rechûte.

Ce qui arriva justement de la maniere que je m'étois proposé; [b] car

(a) La chûte de matrice dont il s'agit ici, ne vient que de ce que ses ligamens étoient trop relachés, & lui permettoient de tomber. Il ne faut pas tarder à y remedier, car plus ces infirmités vieillissent, plus il est difficile d'en obtenir la cure, qui ne consiste qu'en deux points : le premier, de remettre la matrice dans sa place naturelle; le second de l'y contenir & de l'y affermir. Pour faire cette réduction, on fait coucher la femme sur le dos, les fesses plus élevées que la tête; puis ayant fomenté avec le vin & l'eau tiéde les parties sorties, on les repoussera tout doucement dans leur endroit naturel.

(b) Le moyen le plus sûr de maintenir ces parties en situation, est l'introduction du pessaire; celui qu'on employe orelle n'en reçût aucune incommodité jusqu'au tems qu'elle devoit accoucher ; car pour lors approchant de son terme, & le pessaire étant ôté, la relaxation revint, la matrice étant bien pressée par le poids de l'enfant qui l'obligeoit à l'expulser.

Le terme de l'accouchement étant venu, & les douleurs étant pressantes, on m'envoya querir pour l'accoucher ; y étant arrivé, je trouvai qu'il y avoit deux opérations à faire, sçavoir l'accouchement & la réduction de la matrice qui étoit de nouveau relâchée.

Dans cette contre-indication qui s'opposoit à mon dessein, je ne l'abandonnai point pendant tout un jour qu'elle fut en travail, & les eaux

dinairement est en forme de boule un peu aplatie par sa base, & percée d'un trou dans son milieu. Le plus commode est celui qui est de linge fin, dont on entoure le rond de filasse, & qu'on trempe dans la cire ; ce qu'on peut réitérer, si l'on juge que le volume ne soit pas suffisant. Quand on veut l'introduire, on l'enduit de beurre frais. On écarte les lèvres avec la main gauche, & mettant le doigt du milieu de la main droite dans l'ouverture supérieure de cet instrument, on l'introduit par sa base dans le vagin, & on le conduit jusqu'à l'orifice de la matrice.

K iij

étant percées, je me ménageai de telle façon, qu'à mesure que les douleurs pousſoient en bas, je repouſ-fois en haut avec le bout de mes doigts la matrice vers l'orifice interne, juſqu'à ce que la tête de l'enfant fut au couronnement, que je reçûs peu de tems après fort-heureuſement, & le délivre enſuite, ce qui fut accompagné d'une ſeconde rechûte de matrice occaſionnée par les grand efforts qui avoient précédé ; mais je la remis dans ſon lieu, me ſervant de la même méthode que je décrirai plus amplement dans la ſuite, au chapitre que je ferai exprès de ſa relaxation.

# CHAPITRE XXI.

## *Que les Chirurgiens ne doivent faire aucune difficulté de traiter une femme groſſe de la vérole.*

COMME il y a beaucoup de Chirurgiens qui font difficulté de traiter de la vérole (*a*) une femme

(*a*) La groſſeſſe n'eſt pas un obſtacle au traite-ment de la vérole, à moins que le terme de grosse, j'ai crû qu'il ne seroit pas hors de propos d'ajouter ici mon sentiment pour l'éclaircissement de ceux qui appréhendent d'entreprendre dans ce tems-là la curation d'une semblable maladie.

Le 4 Avril de l'année 1664, une femme de ma connoissance m'adressa une fille âgée de 25 ans, qui étoit grosse de quatre mois, pour la traiter de la vérole. L'ayant visitée le plus exactement qu'il me fut possible, je trouvai qu'elle avoit plusieurs chancres & quantité de poreaux aux levres de l'orifice externe de la matrice, avec une chaudepisse, accompagnées de douleurs nocturnes à la tête, & le long des bras & des jambes.

C'étoit assez pour me faire connoître qu'elle avoit la vérole; mais mon emploi ne me permettant pas

l'accouchement n'approche, & ne laisse pas assez d'espace pour la traiter, ou qu'elle ne soit réduite à un état si misérable, qu'elle ne puisse pas supporter les remedes. Mais si elle est en état de les soutenir, & qu'il lui reste encore assez de tems avant son accouchement pour être traitée, on ne doit point douter de l'entreprendre, en observant cependant un peu plus de ménagement qu'on ne feroit pour les autres femmes qui ne seroient pas enceintes.

de la traiter, je lui promis de la mettre entre les mains d'un Chirurgien
de mes amis fort versé dans cette pratique, & que je l'accoucherois dans
le tems. Ayant accepté mon offre,
je la fis conduire chez M. Vitalis, où
elle fut six semaines entieres, & après
avoir été bien préparée par les
bains, [b] on lui donna le flux de
bouche pendant un mois, après lequel tems elle recouvra entierement
sa santé; je l'accouchai heureusement
à terme d'une belle fille dans un fort
embonpoint, qui est encore vivante,
& la mere se potte mieux que jamais.

(b) Les bains sont une des préparations des plus essentielles dans cette maladie, c'est pourquoi il ne faut pas les né-gliger, quoique quelques Auteurs en dé-fendent l'usage, par la crainte d'un avortement qu'ils croyent que les bains ne manqueroient pas de procurer, en re-lachant les parties de la matrice. Comme cet-te crainte n'est pas appuyée sur l'expérience, on doit s'en tenir à l'u-sage. Cependant il faut avoir égard au tempé-ramment de la malade, & au tems de la gros-sesse : un habile Prati-cien sçait en diminuer le nombre, étendre l'es-pace de les prendre, & retrancher au tems d'y rester. Mais à quoi on doit faire attention, c'est de faire les fric-tions à petites doses, éloigner la salivation, ménager le flux de bou-che, ou l'éviter, s'il se peut, & ne point re-trancher les alimens qui sont nécessaires à la nourriture du fœtus.

Delà il eſt aiſé de conclure que ſi on eût attendu à traiter cette femme après ſon accouchement, il eſt indubitable que ſon enfant auroit été entierement infecté de ce pernicieux virus, qui ayant une fois perdu & gâté la maſſe du ſang, auroit entierement corrompu toutes les parties dans leur conformation.

Mais par le moyen d'un bon traitement qu'on lui fit, la maſſe du ſang fut parfaitement purifiée & remiſe à ſon premier état, ce qui ne contribua pas peu à la parfaite conformation de l'enfant, & à ſa ſanté, qui autrement auroit été notablement intéreſſée, ſi le ſang maternel, qui eſt un des principes de notre génération, eût été infecté : je ne conclus pas que l'on doive pour cela expoſer les femmes groſſes au bain, cette pratique ſeroit fort dangereuſe ; mais pour ſçavoir les occaſions dans leſquelles on pourra l'entreprendre, il faut s'en rapporter à la prudence & au jugement de quelque habile Médecin.

# CHAPITRE XXII.

*D'une jeune femme nouvellement ma-*
*riée, à laquelle je fis l'ysteriotomie.*

S'IL est vrai, selon la commune opinion de tous les Philosophes, que
Dieu & la nature n'ayent rien fait
en vain dedans cet Univers, il faut
de nécessité que toutes les parties qui
se rencontrent dans le corps humain
soient destinées à faire chacune quelque action propre & particuliere
pour le bien de tout le corps. Ainsi
nous voyons que le cerveau a été
destiné pour le raisonnement & pour
communiquer le sentiment & le mouvement à toutes les parties; que le
poulmon a été fait pour la respiration, & le cœur pour préparer l'esprit vital, afin d'entretenir la chaleur naturelle. L'estomach a été destiné pour faire la coction, étant comme la grande marmite de tout le
corps humain, & le foye pour la
sanguification, sans laquelle les animaux ne sçauroient vivre, & qui est

repurgée par la vésicule du fiel, la rate & les reins, de la plus grande partie de tous les excrémens.

En un mot, les parties de la génération ont été destinées pour la propagation de l'espece. C'est pourquoi s'il arrive qu'elles soient défectueuses, comme nous ferons voir par l'observation suivante, elles ne pourront en même tems faire leur action, sçavoir la génération.

Mais ayant ici à parler, non du défaut des parties du mâle, mais principalement de celles de la femelle, il faut présupposer, comme nous avons déja dit, que la matrice étoit comme le champ fertile de la nature humaine, & destinée pour recevoir la semence virile, elle doit être ouverte, afin qu'elle puisse être versée dans son fond, & par ce moyen engendrer un nouvel animal.

C'est pourquoi s'il arrive qu'elle vienne à être bouchée (*a*) par quel-

(*a*) L'orifice externe de l'uterus peut être bouché en deux endroits différens, ou aux lévres, ou aux caroncules. Les lévres forment les parties latérales, & les bords de l'orifice du vagin ; elles descendent, chacune de leur côté, du mont de Venus au périnée. Les caroncules que vice de mauvaise conformation, il faut de nécessité en venir à l'opération pour le rendre fertile. Car de même que la terre ne sçauroit rien produire, mais demeureroit stérile, & toutes les semences des plantes infructueuses, si elle n'étoit coupée & divisée, pour les pouvoir recevoir dans son sein, pour les fomenter & les faire germer; ainsi s'il arrive que le col de la matrice vienne à être bouché par quelque membrane ou autre corps étranger, elle demeurera sans doute inféconde *(b)* & sans rien

font quatre petites éminences charnues, assez semblables en figure aux feuilles du Myrthe, situées à l'entrée du vagin. Quand ces parties se trouvent bouchées, il faut y faire une ouverture.

Les deux lévres font jointes ensemble totalement par un vice de naissance, & non par accident, car l'urine ne leur permettroit pas de se joindre d'un bout à l'autre : on a appellé cette maladie, *symphysis*.

Lorsque l'obstacle est aux caroncules, il faut examiner s'il n'y a pas des filets membraneux trop forts qui les empêchent de s'écarter, ou si une membrane assez ferme en bouche entiérement l'ouverture. Ces deux obstacles se levent par la main du Chirurgien.

*(b)* Si l'on en croit quelques Observateurs, la conception s'est faite sans l'introduction de la verge, & on rapporte l'histoire de plusieurs imperforées, qui sont devenues grosses, & à qui il a fallu faire l'opération pour les délivrer de leur fruit.

produire, ne pouvant en aucune maniere recevoir la femence.

Mais pour furvenir à un tel accident, on eft obligé d'avoir recours
à la Chirurgie, qui feule peut y remédier, auffi bien qu'à une infinité
d'autres défauts. C'eft pourquoi je
ne m'étonne pas fi quelqu'un parmi
les Anciens l'ont appellé le bras droit
de la Médecine, d'autant que c'eft
elle qui vient bien fouvent à bout
des maladies les plus incurables par
le fer & par le feu; & c'eft fans doute ce qu'Hyppocrate nous a voulu
faire entendre, quand il a dit: *Quæ-*
*cumque medicamenta non fanant, ea fer-*
*rum fanat; quæcumque ferrum non fanat,*
*ea ignis fanat; & quæcumque ignis non*
*fanat, incurabilia effe oportet.* Comme
s'il avoit voulu dire que la plûpart
des maladies dont la Médecine ne
fçauroit venir à bout par les voyes
ordinaires, la Chirurgie les guérit
bien fouvent par le fer & par le feu;
c'eft ce que je vais faire voir par l'obfervation fuivante.

Le 2<sup>e</sup>. jour d'Août 1670, je fus
averti de la part de Madame Coufin,
ancienne Sage-femme, de me trou-

ver chez M. Duclos, Concierge de l'Election en la Cour du Palais, pour voir & visiter sa niece par l'ordre de M. Deniau, Docteur en Médecine, mariée depuis six semaines, son mari se plaignant d'avoir une femme inhabile à l'acte vénérien, protestant de déclarer le mariage nul, ce qui donna beaucoup d'étonnement à tous les parens.

Mais une tante étonnée de voir que sa niece n'étoit pas perforée, fut obligée de l'amener à Paris pour la faire visiter & voir en quoi la nature auroit manqué touchant la conformation des parties, & de quelle maniere on pourroit y remédier.

Nous nous transportâmes sur le lieu avec le Médecin dans la Cour du Palais, & après l'avoir visitée dans une situation semblable à celle de l'accouchement.

1°. Nous découvrimes une membrane charnuë très-épaisse proche l'orifice externe, continuë aux levres tant d'une part que d'autre, mais ce qui étoit de plus admirable & surprenant, c'étoit que la nature l'avoit percé de quatre petits trous pour la

sortie des mois & des urines, mais
avec cette différence que le plus
grossier restoit, pendant que le sub-
til passoit [c] à travers, ce qui lui
causoit une jaunisse & une espece de
cachéxie partout son corps à cause
du reflux qui se faisoit de ces humeurs peccantes par toutes les parties : ce qu'ayant bien examiné &
considéré, je fis l'opération en cette
maniere.

Je mis la malade dans une situation telle que les deux fesses & les
jambes fussent un peu élevées, & les
cuisses écartées, élargissant les deux
levres de ma main gauche, & de trois
doigts de ma main droite tenant un
bistouri bien pointu & tranchant,
coupant de haut en bas, faisant une
ouverture capable & suffisante pour
pouvoir introduire la verge.

L'incision étant faite, j'introduisis mon doigt du milieu dans l'ouverture le plus avant qu'il me fut possible, laissant saigner un peu de tems

______

(c) Comme ces mem-
branes se rejoignent par
des filets membraneux,
elles s'écartent quelque-
fois, & laissent quel-
ques petits passages aux
menstrues, sans cepen-
dant permettre l'intro-
mission de la verge.

pour empêcher l'inflammation , &
puis après j'y mis une tente semblable à celle dont on se sert aux playes
de la poitrine , pour tenir les parties
en état avec la compresse percée au
milieu , rafraîchissant l'appareil le
soir & le matin , lui faisant rendre
son urine à chaque fois avant de la
panser : l'ayant saignée une fois par
l'ordre de M. Deniau, & par le moyen
de mon opération , le passage est devenu libre.

# CHAPITRE XXIII.

*D'une Demoiselle que j'accouchai ,*
*& dont l'enfant présentoit l'om-*
*bilic au passage.*

UNE des plus difficiles postures
dans laquelle l'enfant puisse se
présenter , c'est le ventre , en sorte
que l'ombilic sorte dehors du col de
la matrice ; car tous les efforts de l'enfant sont vains & les douleurs de la
mere inutiles dans un semblable accouchement , à moins qu'on ne les
secoure

secoure promptement en remettant l'ombilic en dedans, lui faisant changer de posture, & le tirant promptement par les pieds, comme je fis à une Demoiselle qui étoit chez Madame Tonnelier, Sage-femme des mieux versées dans cette pratique, m'envoya appeller pour secourir ladite Demoiselle sur le point d'accoucher. L'ayant touchée, je trouvai que l'enfant se présentoit le ventre le premier, & que l'ombilic sortoit dehors, ce qui me fit connoître qu'il falloit la secourir promptement [a] comme je fis en cette maniere.

Après avoir oint ma main avec du beurre, je l'introduisis dans la matrice, poussant tout doucement en haut avec les quatre doigts joints ensemble, & faisant glisser une main le long des fesses, je la descendis jus-

___

[a] Comme il est impossible que l'enfant vienne dans cette situation, & que d'ailleurs le cordon sorti & comprimé pourroit faire perdre la vie à l'enfant, il ne faut point perdre de tems, il faut pousser doucement l'enfant, glisser la main pour chercher les pieds, & les tirer dehors de la même maniere que s'il les avoit présenté les premiers, observant en tirant l'enfant, de lui tourner la face en dessous.

qu'au jarret, & de-là jusqu'à l'extrêmité des pieds, où en ayant attrappé
un, je le tirai & je fis la même chose
pour pouvoir prendre l'autre, & les
ayant tous deux, je les pris entre mes
deux doigts, & les tirai jusqu'au paffage, & je mis l'enfant dehors, obfervant ce que Guillemeau recommande, qu'il ait les feffes tournées
en haut & la face en bas, crainte
qu'il ne fut fuffoqué par les vuidanges.

Le même Auteur veut que lorfqu'on a trouvé un pied, qu'on le lie
avec un ruban qu'on infinuera dans
la matrice, de peur qu'il n'échappe
pendant qu'on ira chercher l'autre,
lequel étant trouvé, on tirera doucement le premier avec le ruban pour
les avoir tous deux.

Mais quoique je défere beaucoup
à un Auteur de cette force, je ne laif-
ferai pas néanmoins, fans choquer le
refpect que je lui dois, de dire de
quelle maniere je me comportai ; car
la raifon pourquoi je gliffe ma main
par-deffus les feffes pour aller chercher les pieds plutôt que par-deffous
le ventre, c'eft parce qu'il eft bien

plus facile de les trouver de cette maniere, attendu que l'enfant dans cette situation a ses talons posés justement sur les fesses, au contraire, s'il
falloit les aller chercher par-dessous
le ventre étant arrivé aux genoux, il
faudroit encore remonter la main
tout le long de la jambe pour attraper les pieds, & ce seroit double
peine, outre que cette présentation
est une des plus dangereuses, il faut
y survenir le plus promptement qu'il
est possible par la voye la plus courte,
sans s'amuser à rendre l'opération
plus longue, pendant que l'enfant
court risque de sa vie, en s'amusant
par des ligatures à le tirer dehors, ce
qu'on peut facilement faire avec la
main, ainsi que je l'ai expliqué au
Chapitre dix-neuviéme.

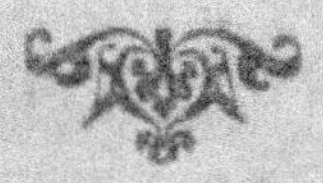

# CHAPITRE XXIV.

## D'une femme à laquelle je tirai l'enfant en vie par l'Opération Césarienne.

COMME il arrive bien souvent que les femmes grosses étant attaquées de différentes maladies aiguës & très-dangereuses viennent à mourir avant que d'accoucher, pour n'être pas du nombre de ceux que les Jurisconsultes (*a*) condamnent à mort pour ensevelir la femme grosse morte devant de mettre au monde l'enfant qu'elle porte dedans son ventre, on ne doit pas faire de difficulté de le tirer par l'opération Césarienne, comme je fis à la femme de Guil-

____

(*a*) *La Loi Royale*, dit Hildanus dans la Lettre qu'il écrit à Doringius, *ne veut pas que l'on ensevelisse une femme enceinte, qu'auparavant l'enfant n'ait été tiré du ventre de sa mere par incision.* Les Jurisconsultes appellent cette Loi Royale par excellence, & parce qu'elle a été établie par Numa Pompilius, second Roi des Romains. L'Auteur qui rapporte cette Loi, ajoute : celui qui fera le contraire, est coupable de la perte d'une créature vivante.

laume Filet Barbier, par l'ordre de M. Perreau, Docteur Régent de la Faculté de Paris, qui visitoit ladite femme malade d'une squinancie avec fievre continuë dont elle suffoqua le 30 Mars 1663.

Etant appellé chez elle durant cette maladie, je la saignai plusieurs fois du bras par l'ordre de M. Perreau, je lui appliquai les ventouses avec scarifications, & après avoir fait une évacuation suffisante par les ventouses, voyant que tous ces remedes étoient inutiles pour lui sauver la vie, & qu'elle approchoit de sa fin, je fus prié par son mari de faire l'opération Césarienne, [b] comme il avoit été ordonné, & pour ne rien omettre de ce qui étoit requis pour faire cette opération sûrement, je

(b) L'Opération Césarienne est le seul moyen que nous avons, quand le crochet est insuffisant pour l'extraction du fœtus; elle tire son nom de César, autrement de Scipion l'Affricain, qui fut tiré du ventre de sa mere par cette opération, & à qui on donne ce nom, à raison du moyen dont on s'étoit servi pour le faire naitre. Edouard VI., fils de Henry IV. Roi d'Angleterre, vint au monde de cette maniere, & depuis elle a été pratiquée tant de fois avec tant de succès, que sa fatale nécessité n'est point rejettée.

pris le poulx de la malade, & mis la main sur la région du cœur, pour connoître lorsqu'elle seroit proche de sa fin, & en avertir ceux qui étoient présens, à la priere desquels je fis l'opération [c] en cette maniere dès le moment que la femme expira.

Après avoir découvert le ventre de la défunte à nud, je coupai à la partie latérale tout d'un coup avec le rasoir les cinq tégumens & les muscles de l'abdomen avec le péritoine en maniere de croissant, (d) en sor-

(c) Quoiqu'il y ait bien des Auteurs qui rejettent l'Opération Césarienne, à cause de sa cruauté, cependant ils s'accordent tous sur la nécessité de la faire, quand la mere vient de mourir, dans la vûe de trouver encore l'enfant vivant, & de le baptiser. Il y en a qui mettent quelque chose entre les dents de la mere, pour empêcher l'enfant de suffoquer; si on le fait, ce ne doit être que pour contenter le peuple qui s'imagine qu'il y respire.

(d) M. Dionis ne veut pas qu'on fasse l'incision en figure de croissant, dans la vûe d'abréger le tems. Il fait une incision longitudinale au milieu de l'abdomen, en commençant au-dessous du cartilage xiphoïde, & finissant au-dessus des os pubis avec un bon scalpel: aussi-tôt qu'il a percé le péritoine en un endroit, il y introduit un des doigts de la main gauche pour le soulever, & avec des ciseaux il acheve de l'ouvrir dans toute la longueur du ventre; appercevant la matrice, il y fait une incision capable de donner passage à l'enfant. Il faudra déchirer les

te qu'il y eût suffisamment ouverture pour introduire ma main & prendre la matrice de la main gauche pour
lui faire une incision avec la droite,
laquelle n'a gueres plus d'épaisseur
que celle d'un écu blanc, excepté à
l'endroit de la partie supérieure où
est attaché le délivre, & par cette
ouverture je tirai hors de la matrice
un enfant mâle de la grandeur d'un
demi pied, bien proportionné dans
toutes ses parties, qui vécût une bonne demie heure avec un mouvement
manifeste, mais principalement vers
la région du cœur; pendant ce tems
il reçût le Baptême par M. le Vicaire
de Saint Jacques.

Il faut remarquer que je ne fus
pas plus de tems à faire cette opération que l'espace d'un *Ave*, & que la
diligence est fort requise en cette opération, immédiatement après que la
mere a expiré; autrement l'enfant
venant à perdre la vie, vous seriez

membranes si elles sont tendres, ou les coupet si elles sont dures Quand l'enfant est à découvert, on lui leve la tête pour le baptiser, puis on le tire de la matrice, on lui lie le cordon, & après l'avoir coupé, on le donne pour en avoir soin.

fruſtré de votre intention, qui étoit de lui donner la vie & le Baptême. Car de croire que l'enfant reſpire par la bouche de la mere après ſa mort, c'eſt pure réverie, d'autant plus que le fœtus dans la matrice ne tranſpire que par les arteres ombilicales, & que ſon poulmon ne fait aucune action.

De tout ce que nous venons de dire, il eſt aiſé de conclure que l'opération Céſarienne n'eſt pas impoſſible, & qu'elle eſt non-ſeulement utile, mais très-néceſſaire, d'autant que par ſon moyen on donne bien ſouvent la vie du corps & de l'ame au petit enfant qui en ſeroit entiérement fruſtré ſi l'on venoit à enterrer une femme groſſe après ſa mort ſans le mettre dehors.

C'eſt pourquoi j'exhorte autant qu'il m'eſt poſſible, tous ceux qui ſe mêlent de ce noble Art de Chirurrurgie, de ne la pas négliger lorſqu'ils ſeront appellés en cette occaſion, attendant néanmoins que la mere aye entierement expiré; car autrement ce ſeroit une choſe trop cruelle, & qui ne pourroit s'exécu-

ter sans courir risque d'ôter en même tems la vie à la mere.

Ayant traité de l'opération Césarienne, & de la maniere de la faire,
pour ne rien obmettre de tout ce
qui est nécessaire pour sa description,
j'ai crû qu'il ne seroit pas hors de propos d'ajouter ici quelque chose touchant son origine.

Il faut donc présupposer que l'enfantement est double, sçavoir, selon
nature & contre nature.

L'enfantement selon nature est celui qui se fait avec moins de peine,
la mere & l'enfant y concourant également, & dans la posture & présentation la plus naturelle, c'est-à-dire,
la tête la premiere, & le visage étant
tourné en bas.

L'enfantement contre nature est
celui qui arrive dans une posture qui
n'est pas naturelle avec de fâcheux
accidens, ou par incision du ventre
de la mere, comme j'ai fait voir dans
la précédente observation.

Ceux qui viennent au monde dans
une posture qui n'est pas naturelle, comme par exemple les pieds les
premiers, pourroient être appellés

*Agrippes* ou *Agrippins* , comme qui
diroit *agrè parti* , c'est-à-dire, enfan-
té difficilement , telle que fut la naif-
fance d'Agrippine , mere de Neron ,
au rapport de Pline ; ou , felon quelques Auteurs , de Neron même qui
vint au monde les pieds les premiers,
& caufa de très-fâcheux travaux à fa
mere, ce qui fut un très-fatal augure de
la cruauté de cet Empereur qui n'eût
point de pareil , car il fit mourir fon
maître Seneque, & fit ouvrir fa mere
en vie pour voir d'où il étoit forti. Mais
s'il arrive que l'accouchement foit
impoffible tant du côté de la mere ,
lorfque le col de la matrice & l'orifice interne font trop étroits ou com-
primés par quelques tumeurs ou inflammations , que du côté de l'enfant
lorfqu'il eft extraordinairement gros,
alors étant hors d'efpérance d'enfantement , on fait l'opération Céfa-
rienne , d'où les Céfars ont pris leurs
noms au rapport de Pline au neuviéme chapitre de fon Hiftoire naturelle , car Jules Céfar fut le premier qui
vint au monde par cette opération ,
ce qui fut caufe qu'on lui mit le mot
de Céfar , *à cefo matris utero* , le mot

de Céfar étant tiré de *fecare*, qui fi-
gnifie couper, lequel nom s'étendit
depuis à la poſtérité, en forte que
tous les Empereurs qui lui ont fuccé-
dé ont porté le même nom que lui,
bien qu'ils ne fuſſent pas venus au
monde d'une même façon,

## CHAPITRE XXV.

*D'une femme que j'ai accouchée, qui*
*fut trois jours & trois nuits en*
*travail, avec des convulſions*

QUOIQUE l'enfant vienne dans
la fituation naturelle, & qu'il
femble que toutes chofes concourent
à rendre l'accouchement heureux &
favorable tant du côté de la mere que
de l'enfant, il faut néanmoins toujours fe défier & fe tenir fur fes gardes : car de même que la tempête
n'eſt jamais plus à craindre que lorfque le calme & la tranquillité ont
longtems précédé; ainſi comme dit
Hyppocrate au fecond Aphoriſme
de la premiere fection, jamais les accidens ne font plus à appréhender

que lorſqu'un homme joüit d'une
parfaite ſanté ; c'eſt pourquoi appliquant cela à notre Pratique des Accouchemens, je puis dire que bien
loin qu'il ſemble que toutes les difficultés qui peuvent faire obſtacle en
cette occaſion ſemblent être très-
éloignées, néanmoins il ne s'enſuit
pas qu'il faille d'abord conclure favorablement ; car outre les difficultés qui ſont ordinaires aux accouchemens, il ſe rencontre pluſieurs
accidens qui ſont capables de les rendre laborieux & très-difficiles, comme il arriva à la femme de M. Morin, demeurant ruë de Joüi, le 13
Mai de l'année 1670, où je fus mandé pour l'accoucher ; elle étoit en
travail depuis deux jours & deux
nuits, & la nuit ſuivante il lui ſur-
vint des convulſions ſi étranges, qu'elles la mirent hors de toute connoiſſance ; mais je les appaiſai peu après
par quelques gouttes d'huile d'ambre que je lui fis prendre dans du vin.
Après que je l'eus touchée, je fis connoître aux aſſiſtans que l'enfant venoit bien, & qu'elle n'accoucheroit
pas ſitôt ; c'eſt pourquoi il n'étoit

point néceſſaire de rien précipiter, puiſqu'il falloit laiſſer agir la nature, ſurtout étant entre les mains de Madame de l'Epine, Sage-femme aſſez entenduë en ſon art.

Je lui ordonnai néanmoins quelques remedes en l'abſence du Médecin pour faciliter l'accouchement, commençant par un lavement aſſez fort ; & trois heures après la ſaignée du pied ; mais nonobſtant tout cela, elle n'accoucha que le lendemain à dix heures du ſoir, auquel tems on m'envoya promptement deux perſonnes pour me prier de l'aller vîtement accoucher, où étant arrivé, je trouvai que l'enfant avoit la tête dehors, & le col tellement preſſé au paſſage, qu'il étoit preſque étranglé. J'introduiſis avec bien de la peine l'extrêmité de mes doigs dans le col de la matrice dont le propre eſt de ſe ſerrer (a) comme font les huitres

___

(a) Quand l'enfant eſt avancé au couronnement, dit M. de la Motte, p. 442, & que la douleur vient à redoubler, c'eſt alors que la tête ſort, & c'eſt dans ce tems-là qu'il faut donner toute ſon attention de peur que l'enfant ne demeure pris au paſſage, principalement quand cette ſortie arrive à la fin de la douleur, dans un travail où les douleurs ſont lentes & éloi-

qui s'ouvrent & se resserrent en même tems ; néanmoins avant que de rien faire, je fis prendre du vin à cette femme pour lui donner de la force & réparer les esprits tellement dissipés, qu'elle étoit sans connoissance.

Il est à remarquer ici que l'enfant étoit mort, *(b)* & qu'ainsi il y avoit encore moins d'aide de son côté que de celui de la mere, je fis néanmoins l'extraction de l'enfant en dilatant l'orifice interne de la matrice, & par ce moyen insinuant mes doigts dedans, je les conduisis jusqu'aux aisselles de l'enfant, où les ayant courbés en forme de crochet, je tirai l'en-

gnées : car si le travail est prompt, que les douleurs se suivent & redoublent, l'enfant vient si facilement, que bien loin d'être arrêté par le col, il faut prendre ses mesures bien justes pour qu'il ne tombe pas quand la femme est debout.

*(b)* La foiblesse de la femme, la mort de l'enfant, & sa grosseur, sont des obstacles qui rendent l'accouchement bien difficile & laborieux ; car on sçait que pour qu'un travail soit aisé, il faut de la force de la part de la mere & du fœtus, & les parties doivent être propres & capables de prêter, surtout quand l'enfant est gros. Si quelques-unes de ces conditions manquent, l'accouchement devient difficile ; si elles manquent toutes, l'accouchement est presque impossible.

fant dehors, donnant un peu d'intervalle à la mere pour lui laisser reprendre ses forces , & je la délivrai
immédiatement en moins d'une de-
mi-heure de tems ; mais par le froissement des parties jointe à la cacochimie & mauvaise disposition de son
corps , la gangrene y survint que j'arrêtai néanmoins & dont j'empêchai
le progrès dans peu de tems par le
moyen de mes remedes , & remis la
malade en bonne santé.

Voilà presqu'un des plus difficiles
& laborieux accouchemens qui se
puisse faire , attendu l'extrême foiblesse de la mere & le défaut de la vie
de l'enfant , joint à son extrême grosseur , qui se rencontrerent tous deux
en cette occasion.

# CHAPITRE XXVI.

*D'une femme que j'accouchai d'un enfant mort, après huit jours de travail, auquel je fus obligé d'ôter un des pariétaux pour le tirer.*

JE fus appellé le deux Août de l'année derniere de la part de Madame Tonnelier, Sage-femme, pour accoucher une femme qui étoit chez elle en travail depuis 8 jours; après avoir perdu toute l'espérance qu'elle attendoit de la nature, elle eût enfin recours à moi.

L'enfant se présentoit dans une situation tout-à-fait naturelle, mais beaucoup de difficultés s'opposoient à rendre cet accouchement heureux pour sauver la mere & l'enfant.

Il faut remarquer que cette femme étoit âgée de 47 ans, & qu'elle étoit d'un tempérament fort mélancholique, qui avoit été beaucoup augmenté par sa grossesse qu'elle avoit été obligée de tenir secrette,

outre

outre qu'elle étoit très-étroite, & que les membranes étoient fort dures & desséchées, ce qui ne contribuoit pas peu à la difficulté de cet accouchement, de sorte que l'enfant fut deux jours au passage avec une si grande compression, que les deux os pariétaux s'étant séparés, percerent non-seulement le péricrane, mais encore la pannicule charnuë & la peau même, quoique plus dure en cet endroit qu'en toute autre partie du corps, ce que je fis connoître à la femme & à tous les assistans, & que l'enfant étoit mort, (*a*) sans le dan-

(*a*) Il est d'une grande importance que l'Accoucheur sçache bien si l'enfant est vivant ou mort, car il y a des ménagemens differens à avoir : si l'enfant est vivant, il faut ménager la mere & l'enfant, afin de ne blesser ni l'une ni l'autre ; si l'enfant est mort, il ne reste que la mere à ménager, & il porte toute son attention du côté de la matrice, qu'il traite plus doucement, n'ayant aucun égard pour le petit cadavre.

Il n'est pas toujours bien aisé de s'assurer de la vie d'un fœtus au sein de sa mere ; & parmi les signes qu'on remarque, il y en a bien peu de certains. M. Deventer n'en reconnut qu'un, qui est la dissolution de l'épiderme qui couvre la tête, ou la faculté avec laquelle il s'enleve, en appuyant les doigts dessus : parmi les autres, les principaux sont une pesanteur que la femme sent au bas-ventre, un poids qui tombe de côté & d'autre, un manque de mouvement de-

ger où la mere se trouvoit de suffoquer à cause de la suppression des excrémens & la compression des parties de la respiration ; car l'enfant
étant arrêté au passage, *(b)* com-
primoit tellement le *rectum* & la vessie, qu'elle ne pouvoit prendre aucun lavement ni même uriner, &
l'estomach étant pressé par les intestins vers le diaphragme, empêchoit
le mouvement libre, & c'est ce qui
blessoit la respiration, de sorte que
la voyant dans la derniere extrémité,
& que, selon Hyppocrate, aux maux
extrêmes, il faut d'extrêmes remedes,
je fis connoître à ses amis qui étoient
présens, que s'il y avoit quelque es-

puis long-tems, un écou-
lement de matiere sanieu-
se avec des foiblesses &
des syncopes, &c.

[*b*] Un fœtus vivant
cherche toujours à se
mettre au large, il fait
effort pour se débaras-
ser & rompre sa prison,
où il se sent pressé &
serré. Mais quand il est
mort, ce n'est plus qu'u-
ne masse qui n'agit que
par son poids. Ce qui
augmentoit encore la
difficulté dans cet ac-
couchement, étoit la
petitesse du passage dans
une femme déja âgée,
& la grosseur de l'enfant
mort.

La plûpart des Prati-
ciens ne trouvent d'au-
tre ressource que d'ou-
vrir la tête, & d'en faire
sortir le cerveau, afin
que l'applatissement de
la tête laisse à la main la
liberté de passer pour
aller chercher les épau-
les, pour faire sortir le
reste du corps.

pérance pour la mere, ce seroit par
l'accouchement, & qu'il étoit impossible de l'accoucher qu'il n'arrivât
ce qui s'ensuit.

Je m'avisai d'ôter un des pariétaux & de vuider le cerveau pour
avoir plus de facilité à introduire ma
main. Après avoir donc vuidé tout
le cerveau, je glissai deux doigts par
dessous la machoire inférieure pour
faire sortir la tête en tirant, puis
j'introduisis mes deux doigts index
de chaque côté par-dessous les aisselles, & je tirai de toute ma force jusqu'à ce que l'enfant fut sorti tout-à-
fait.

L'enfant étant dehors, il survint
une si grande évacuation d'eau puante & croupie, qu'elle infecta toute
la chambre, & quelque diligence
que je fis, je ne pûs empêcher que le
délivre ne restât, & nonobstant tous
les remedes tant internes qu'externes, la gangrene survint à toutes les
parties de la matrice à cause de la
trop grande compression qui en avoit
été faite par l'enfant, que j'arrêtai
néanmoins par le moyen de mes remedes particuliers.

M ij

Je lui fis pendant deux jours qu'elle refta en vie, des injections trois fois le jour dans la matrice, pour faciliter la fortie de l'arriere-faix, avec quelques bons cordiaux pour lui donner de la force, & pour réfifter aux vapeurs malignes, & par ce moyen je vins à bout de mon deffein ; car l'arriere-faix fortit le foir devant qu'elle mourut ; mais la grande cacochymie de fon corps rendit les effets de tous les remedes nuls, ce qui fit que je ne voulus pas entreprendre cette opération fans en avoir fait connoître les événemens, afin de n'être pas blamé fi la malade venoit à mourir.

---

# CHAPITRE XXVII.

*D'où vient que quantité de femmes meurent après un travail rude & laborieux, des accidens qui leur arrivent, & de la maniere d'y remédier,*

DE même que tous les beaux fruits qu'on voit pendre aux arbres ne viennent pas toujours à leur

parfaite maturité, à cause des con-
tinuels mouvemens qui leur arrivent
par les injures externes, qui causent
bien souvent la mort de l'arbre & du
fruit, de même la femme grosse est
sujette à une infinité d'incommodités tant internes qu'externes, qui
causent bien souvent de grands dé-
sordres à leur personne & à leur fruit;
à leur personne, par la cacochymie ou
pléthore, par l'étrécissement du passage dans les jeunes, par la sécheresse des mêmes parties dans les vieilles. Ensuite de quoi il leur arrive
quantité d'accidens, (a) comme excoriation (b) au col & au fond de la

[a] Malgré toute la dextérité & le ménagement d'une Sage-femme, on ne sçauroit empêcher les parties de recevoir de fâcheuses impressions par l'extraction du fœtus, & sur-tout dans les accouchemens laborieux & difficiles : telles sont les contusions, les déchiremens, les inflammations, les mortifications, les abscès & même la gangrène, malgré tout le soin que prend l'Accoucheur pour en garantir la malade. Le déchirement arrive bien souvent à la fourchette, & le sphincter de l'anus y est quelquefois intéressé. Cela est d'autant plus de conséquence, que les excrémens sortent involontairement, le sphincter de l'anus étant extrêmement affoibli, même après la réunion.

[b] Si les excoriations & les contusions sont légeres, on se contentera de bassiner ces parties avec du vin rouge tiéde, dans lequel on aura

matrice, pour avoir voulu tirer avec un peu trop de violence le délivre & le détacher, même quelquefois par morceaux, ce qu'on ne devroit pas faire; car il vaudroit mieux le laiſſer, que de le tirer avec trop de violence, comme je dirai dans un Chapitre qui traite de cette matiere: car la matrice eſt ſouvent ſi fort irritée & enflammée par le froiſſement qu'a cauſé la ſortie de l'enfant, & quelquefois par la violence que la

fait infuſer du cerfeuil: d'autres veulent qu'on applique des cataplaſmes compoſés de deux onces d'huile d'amandes douces, & de deux œufs frais entiers qu'on aura fait cuire ſur un feu moderé ſur une aſſiette, juſqu'à ce que le tout ait pris un peu de conſiſtence. M. de la Motte rejette les remedes huileux, parce que l'huile appliquée ſur des excoriations cauſe de la douleur, & enſuite de l'inflammation. De tous les remedes qu'on peut mettre en uſage, il n'en trouve point qui rempliſſe mieux l'intention de l'Accoucheur que le vin tiéde où on a fait infuſer une poignée de cerfeuil, dont on baſſine les parties ſouffrantes. Dans les déchirures on ſe ſert d'abord de lait, d'eau-d'orge avec le cerfeuil pour baſſiner ces parties, & pour enſuite en venir au vin. S'il y a des dilacerations conſiderables, quelques-uns conſeillent un point de ſuture pour contribuer à une plus prompte réunion. Mais cette méthode entraine dans pluſieurs accidens, & les meilleurs Praticiens ſe bornent à faire des fomentations ſur ces parties, qu'ils maintiennent par le bandage, abandonnant le reſte à la nature.

main aura faite, lorsqu'on l'aura introduite par force, ce qu'on est bien souvent obligé de faire pour subvenir aux accidens qui arrivent, ce qui cause grande inflammation, & quelquefois la gangrene (*a*) & le sphacele, & ensuite la mort; ce qui arrive par la négligence des jeunes Sages-femmes, qui après les avoir accouchées, ne donnent pas ordre aux gardes de surveiller aux accidens qui arrivent, & d'en avertir: & on fera faire des injections dans la matrice deux ou trois fois par jour avec quelque remede propre & spécifique qui

(*a*) L'inflammation de la matrice est de conséquence, & mérite l'attention de l'Accoucheur, pour en empêcher le progrès, dont les suites funestes sont annoncées par le hoquet, les convulsions & le délire. On bornera l'inflammation par un régime humectant & rafraîchissant. On mettra en usage les lavemens faits avec une simple décoction émolliente, à chacun desquels on ajoutera deux onces de miel violat; les saignées du bras ne seront pas moins nécessaires. On pourra employer les injections anodines faites dans le vagin avec le lait dans lequel aura boüilli le bouillon blanc, & un peu de graine de lin. On appliquera des fomentations émollientes sur le ventre. Si l'inflammation se termine par abcès, on détergera le vagin par des injections faites avec une décoction d'orge, d'aigremoine, & le miel rosat. M. de la Motte les rejette comme nuisibles.

puisse résister à la pourriture qu'on connoîtra par les vuidanges puantes & cadavéreuses, laquelle y survient quelquefois dans vingt-quatre heures, & supposé qu'elle y soit déja, on pourroit y remédier en cette maniere, commençant par les injections qui seront faites avec la décoction de mauve, guimauve, pariétaire, mercuriale, matricaire, armoise, camomille, mélilot, de chacune demi manipule qu'on fera bouillir ensemble dans trois pintes d'eau; & dans une pinte de la colature, il faudra dissoudre une once de myrrhe, une once d'aloës, deux onces de miel rosat avec un demi-septier de bon esprit de vin, & en faire injection trois fois par jour dedans la matrice, faisant élever les fesses de la malade autant qu'il sera nécessaire pour la pouvoir contenir plus facilement, tenant les levres fermées quelque tems pour l'empêcher de sortir.

Mais si la gangrene survient au col de la matrice, il faudra scarifier en plusieurs & différens endroits longitudinalement & jusqu'au sang, puis y mettre des rouleaux de charpie at-

rachés avec un fil qu'on laissera pendre dehors pour les tirer plus facilement, on pourra se servir d'une éponge, si l'on veut, trempée dans l'eau
phagédénique, y ajoutant de l'eau-
de-vie, ou de l'esprit de vin, ou bien
on pourrra faire infuser dans l'eau-
de-vie, de la myrrhe, de l'aloës, de
l'aristoloche, on en imbibera les rouleaux ou éponges, dont on remplira
le col de la matrice après l'avoir bas-
sinée auparavant; on pourra encore
se servir de l'égyptiac avec le sel dis-
sout dans l'eau-de-vie.

Voilà la maniere de remédier à de
semblables accidens à laquelle vous
pourrez ajouter l'usage des remedes
cordiaux qui seront ordonnés par le
Médecin, ou bien à son absence vous
ordonnerez de la tisanne faite avec
une poignée d'orge, de chiendent &
de la racine de scorsonnaire & de ré-
glisse pour sa boisson ordinaire, &
s'il n'y a point de fievre, on pourra
lui donner un peu de vin blanc, pour
résister aux vapeurs qui s'élevent
de la matrice, & qui facilite à faire
couler, & ensuite vous dissoudrez
un demi gros de confection d'hya-

cinthe & d'Alkermes dans un verre
de sa tisanne qu'elle prendra soir &
matin, loin des alimens, observant
que la boisson & les remedes soient
tiédes quand elle les prendra, de
peur de causer des tranchées.

# CHAPITRE XXVIII.

*De la maniere de tirer l'enfant hors
de la matrice, lorsqu'il se présente par les pieds.*

COMME nous avons déja dit
dans les Chapitres précédens
qu'entre toutes les présentations de
l'enfant qui arrivent contre nature,
on est obligé telle qu'elle soit d'aller
toujours chercher les pieds, n'y
ayant point d'autre voye plus courte
& plus assurée pour le mettre dehors, il ne sera pas hors de propos
d'ajouter ici de quelle maniere on se
doit comporter, lorsqu'il se présente
les pieds (*a*) les premiers; & sans ré-

(*a*) L'accouchement    fant se présente par la
naturel est celui où l'en-    tête, & celui qui est le

péter ici ce que j'ai déja dit de cette sorte d'accouchement en parlant de l'opération Césarienne, où j'ai fait voir qu'il étoit contre nature, quoique les Historiens fassent mention de quelques personnes qui font venuës au monde de cette façon, comme nous avons dit de Neron & de sa mere Agrippine, néanmoins parce qu'on est bien souvent obligé d'y avoir recours dans les autres postures qui font contre nature, nous traiterons ici expressément de cette sorte d'accouchement, & de quelle maniere on s'y doit comporter.

Je dirai donc premierement, que moins difficile & le moins dangereux après celui-ci est l'accouchement où l'enfant présente les pieds. Comme ces parties font moins grosses, elles servent à élargir le passage, pour céder à celles qui suivent, & qui ont plus de volume. Quelquefois les pieds ne se présentent pas tous deux à la fois, alors on doit retenir celui qui passe, & aller chercher l'autre dans la matrice. Pour cet effet, dit M. Deventer, on tourne la paume de la main droite ou gauche, suivant le cas, vers la malléole interne du pied qui est à l'orifice ; & ne trouvant pas l'autre à côté, on doit couler la main le long de la cuisse jusqu'au ventre, où on trouvera l'autre cuisse ; on glissera la main sur la jambe jusqu'au pied, on le tirera doucement, & on l'amenera contre l'autre.

quoique cet accouchement ne soit pas un des plus mal aisés, mais facile à faire (j'entends pour ceux qui sont bien versés dans cette pratique) & principalement lorsque l'enfant présente les deux pieds ensemble, néanmoins s'il arrive qu'il vienne à se présenter par un *(b)* pied, aussi bien d'une façon que d'autre, l'accouchement sera facile.

Mais pour s'assurer de la vérité, & sçavoir si ce sont les deux ( *c* ) pieds d'un même enfant, on le pourra connoître par le toucher, faisant rentrer

(*b*) Si le pied étoit tellement avancé que la fesse soit resserrée dans le passage, on repoussera de la main droite la jambe sortie au-de-là du genou, & sur cette jambe on introduira la main dans la matrice pour chercher l'autre pied qu'on amenera à l'orifice, & qu'on fera sortir autant que l'autre, pour achever de tirer le reste du corps.

(*c*) Cet avertissement, dit M. Dionis, Accouch. p. 257. paroit inutile. Quand il y a deux enfans, ils sont enfermés chacun dans une membrane particuliere, qui ne se percent que l'une après l'autre; ainsi les quatre pieds ne peuvent pas se présenter en même-tems; des deux enfans l'un est au passage, & l'autre au fond de la matrice, ce qui les empêche de pouvoir sortir ensemble: & de plus, quand même on voudroit joindre le pied droit d'un enfant avec le pied gauche d'un autre, on ne pourroit pas y réussir, par la distance qu'il y auroit de l'un à l'autre.

un des pieds s'ils étoient tous deux
sortis, lequel servira de guide pour
trouver l'autre en faisant glisser la
main le long de la jambe & de la
cuisse jusqu'aux aînes, où étant parvenu, on conduira la main le long
de l'autre cuisse jusqu'à l'extrémité
du pied, & par ce moyen on sera assuré de tenir les deux pieds d'un même enfant, & on ne fera aucune difficulté de le tirer dehors, prenant
garde quand le corps sera sorti jusqu'à la région des isles d'aller chercher les bras de l'enfant, & de les
abbaisser le long du corps, un de
chaque côté, insinuant dans la matrice le doigt index jusqu'au pli du
coude de l'enfant qu'on abbaissera
& qu'on tirera dehors l'un après l'autre pour les faire sortir plus *(d)* aisé-

(*d*) Il y a des Prati-
ciens qui recommandent
de n'abbaisser qu'un bras
de l'enfant. Lorsque j'ai
voulu essayer cette mé-
thode, dit M. Mauri-
ceau, Liv. 2. pag. 285.
j'ai toujours été obligé
de les abbaisser tous
deux. Mais en baissant
les bras, & les cou-
chant le long du corps,
dit M. Deventer, l'ori-
fice de la matrice se
referme tout-à-coup,
étouffe quelquefois l'en-
fant; ou s'il est délicat
ou mort, la tête s'ar-
rache, & il faut la tirer
de la matrice avec des
crochets de fer ou d'au-
tres instrumens sembla-
bles.

ment, enveloppant le corps de l'enfant avec un linge à mesure qu'on le tire dehors, sans oublier de lui faire faire le moulinet, *(e)* lorsqu'il sera dehors jusqu'aux fesses, c'est-à-dire, de le retourner *(f)* de l'autre côté, les fesses en haut & le ventre en bas, de peur qu'il ne s'arrête par le menton aux os barrés, ou qu'il ne fut suffoqué par les vuidanges en sortant,

*( e )* Quand les pieds sortent les premiers, c'est une marque que l'enfant n'a point fait la culbute au commencement du neuviéme mois, & qu'il se présente dans la même posture qu'il a toujours été dans le ventre de sa mere ; ce qu'on connoîtra par les pieds dont la pointe sera tournée en haut. Comme le menton peut s'accrocher aux os pubis, on conseille de tourner le fœtus.

*( f )* Il ne faut pas s'imaginer, dit M. Deventer, qu'un seul tour de main fasse l'affaire, il sera serré par la matrice, & vous risquerez de blesser l'un & l'autre si vous le tournez trop promptement. Il faut donc le faire doucement en passant une main sous le dos le plus avant qu'il sera possible, & pendant que l'autre tire les deux pieds, on appuye la premiere sur le dos, & en le faisant tourner, tout le corps tourne à la fois. Lorsque le ventre est sorti, il est tems que la femme fasse des efforts. Il ne faut pas s'embarrasser des bras, ils passeront couchés contre la tête. Lorsque l'enfant est sorti jusqu'à la poitrine, & que la femme fait tous ses efforts, il faut la secourir, en tirant fortement l'enfant en bas du côté du rectum. Dans cette pratique l'on n'est pas en risque d'arracher la tête.

selon que Guillemeau le recommande, prenant garde en le tirant de
faire en sorte qu'il ne demeure pas
pris par le col au passage, la tête res-
tant dedans, ce qui seroit dangereux,
s'il demeuroit trop longtems en cet
état.

C'est pourquoi sans perdre de tems,
il faudra faire glisser les quatre doigts
entre le col de l'enfant & l'orifice interne de la matrice, & dans le tems
que vous donnez du relache à la mere, & avec le revers des doigts empêcher qu'elle ne comprime le col
de l'enfant, tâcher de le dilater tout
doucement, & par ce moyen de faciliter le passage de la tête, & ne pas
faire comme ceux qui veulent qu'on
laisse un des bras de l'enfant élevé
contre la tête pour faciliter sa sortie,
car bien loin de cela, je crois que
cette méthode serviroit plutôt à bou-
cher le passage qu'à le rendre plus
ouvert, & surtout si la tête de l'enfant étoit un peu trop grosse; mais
bien si la tête ne venoit pas, d'insinuer un doigt ou deux, abbaissant le
menton vers la poitrine, & tirant

doucement par ce moyen, on en
viendra facilement à bout & sans aucun danger.

---

## CHAPITRE XXIX.

*Le moyen de délivrer la femme
après être accouchée , & la méthode de remédier quand le délivre est resté dans la matrice.*

LA nature qui est très-sage & prévoyante ne s'est pas moins mon-
trée soigneuse pour la conservation
des animaux que pour les autres estres;
car de même qu'elle conserve dans
leur premiere production la plûpart
des fruits, les renfermant les uns dans
le coquillage, les autres dans des gouf-
ses particulieres jusqu'à leur parfaite
maturité , pour les défendre & pré-
server des injures du tems ; ainsi
n'ayant pas moins de soin des animaux, & principalement de l'homme,
elle ne s'est pas seulement contentée
de l'avoir renfermé à sa premiere conformation , dans la matrice comme
dans

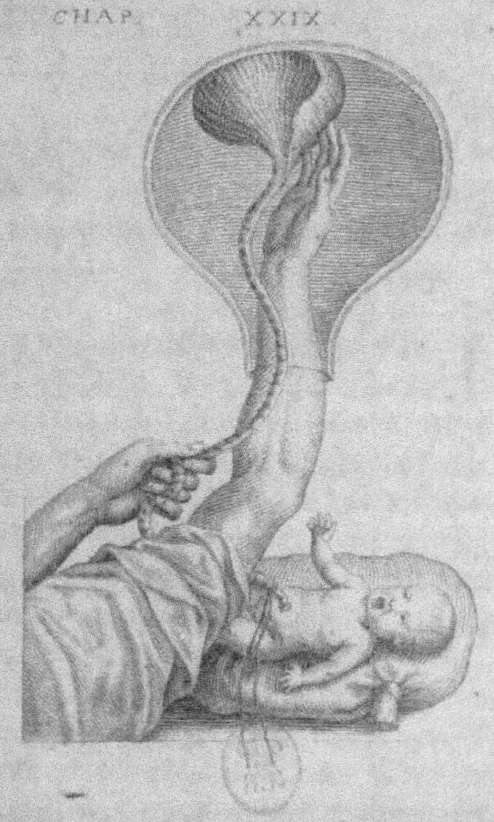

dans un article assuré pour être pré-
servé des injures du tems, mais elle
a voulu encore lui bâtir un domici-
le ou enveloppe particuliere composée de deux membranes & d'une chair
propre, qu'on appelle ordinairement
en latin *secundinæ,* parce que *secundo à
fœtu in lucem editur* & naturellement
ne doit jamais sortir de la matrice
qu'après l'enfant, de même que nous
voyons que les gousses & enveloppes
des fruits demeurent quelque tems
attachées aux arbres après que le fruit
est tombé à terre par sa parfaite maturité, & c'est aussi pour cette raison
que les François l'ont appellé arriere-faix, parce que c'est le dernier
fardeau dont la matrice se délivre
après l'accouchement; comme il est
retenu trop longtems, il est sans doute un faix inutile & contre nature,
qui ne fait que l'incommoder, &
dont nous devons être soigneux de
la délivrer au plutôt, pour éviter
une infinité d'accidens qui ont coutume de suivre le retardement du délivre dans la matrice, comme perte
de sang, convulsion, sincopes & autres semblables.

N

C'est pourquoi pour éviter semblables accidens, & pour y survenir
lorsqu'ils arriveront, j'ai trouvé à
propos d'ajouter de quelle maniere
on se doit comporter pour délivrer
une femme après l'accouchement, &
principalement si les vaisseaux ombilicaux venant à se rompre, l'arriere-faix demeure retenu dans la matrice, & fort adhérant à son fond,
ce qui fait bien souvent de la peine
aux Sages-femmes, & surtout quand
il le faut aller chercher sans le guide
ordinaire, qui sont les vaisseaux ombilicaux, & comme elles ne sont pas
le plus souvent des plus expertes dans
la connoissance de l'Anatomie, crainte de prendre la substance de la matrice pour l'arriere-faix, elles auront
recours à l'aide de quelque habile
Chirurgien-Accoucheur qui se com-
portera en cette maniere.

Premierement, il situera sa malade au travers d'un lit, comme à
tous les fâcheux accidens, & se comportant avec toute la prudence possible, & considérant que puisque la
nature ne les a pas mis dehors aussi-
tôt après l'enfant, il faut qu'il soit ad-

hérant en quelque partie de la matrice, auquel inconvénient il remé-
diera de certe maniere.

Il faut qu'il tienne l'ombilic de la
main gauche entre les doigts, & l'é-
branler de la main droite de çà & de-
là en tirant doucement, & inciter la
malade de pousser en bas avec la même force qu'elle a fait en accouchant,
lui faisant souffler dans ses mains, &
même lui provoquant l'éternuement
avec des poudres sternutatoires qu'on
lui soufflera dans le nez avec quelque tuyau de plume, afin que ces
sortes de mouvemens poussant en
bas le diaphragme & les autres parties du bas-ventre, puissent comprimer la matrice & l'obliger à se décharger de ce corps étranger qui y
est contenu, je veux dire l'arriere-
faix, *(a)* sans oublier d'adoucir & de

(*a*) Quand l'arriere-
faix vient bien, dit M. de
la Motte, rien n'est plus
facile que de délivrer
une femme : il n'y a qu'à
faire deux tours du cor-
don sur deux des doigts
de la main gauche, &
au-dessus y joindre trois
doigts de la main droite
le plus près que l'on
pourra de l'entrée de la
partie, & tirer ensuite
doucement & par secous-
se d'un côté & d'autre.
Si ce secours est trop
foible, il faut y ajouter
celui de faire souffler
l'accouchée dans sa
main, la faire presser
comme pour aller à la
selle, enfin mettre son

lubrifier quelquefois la matrice par le moyen du beurre qu'on y introduira de fois à autre.

Voilà de quelle maniere je me suis comporté pour en extraire l'arriere-faix, (*b*) sans aucune violence, & comme je l'ai souvent pratiqué.

Mais après avoir fait tout ce que je viens de dire, si le délivre est retenu (*c*) dans la matrice, il faudroit

doigt dans sa bouche, comme pour la faire vomir, mais toujours sans violence, de peur d'une relaxation de la matrice.

(*b*) Plusieurs Modernes rejettent cette pratique, & preferent de tirer l'arriere-faix, en introduisant la main dans la matrice; car aussi-tôt que le fœtus en est sorti, ils le placent à côté de la cuisse de la mere, prennent de la main gauche le cordon ombilical enveloppé d'un morceau de linge sec, introduisent la main droite dans la matrice, prennent l'arriere-faix s'il est détaché, le tirant dehors sans violence, aidés de la main gauche, qui tire aussi de son côté par petites secousses.

(*c*) On ne s'amuse gueres aujourd'hui à tant de remedes infructueux, on s'attache au plus sûr. On trouvera peut-être inutile, dit M. Deventer p. 156, de mettre sur l'heure la main dans la matrice, pour faire l'extraction de l'arriere-faix, pendant que souvent il ne faut que legerement tirer le cordon pour l'emporter. C'est ainsi que s'en expliquent les Auteurs, & c'est la pratique générale. Au cas que l'arriere-faix ne vienne pas si aisément, ils donnent d'autres moyens, comme de faire fermer fortement la main, de faire des fomentations sur le ventre, de l'exciter à vomir &c. & quand ces remedes ne réussissent pour lors lier le nombril de l'enfant & le couper entre les deux ligatures, & donner après l'enfant à la garde pour le mettre auprès du feu, & pour l'ajuster de tout ce qui sera nécessaire.

Après quoi il faudra lier l'autre bout du nombril à la cuisse de la mere, pendant qu'on lui préparera un lavement fort & carminatif, auquel on pourra ajouter quelques gouttes d'huile d'ambre jaune, & lui en donner quatre ou cinq gouttes dans un verre de vin blanc, ou de décoction d'armoise & de matricaire : le castoreum est aussi un très-bon remede pour cet effet.

Comme aussi on pourra lui donner dans du vin blanc une dragme du délivre d'une autre femme calciné & mis en poudre. Il arrive quelquefois pas, ils vont chercher l'arriere-faix avec la main, le détacher de l'endroit où il est adhérant, & en faire l'extraction : pour moi, ajoute-t'il, qui me suis mal trouvé de leur méthode, je suivrai la mienne, qui est d'introduire la main dans la matrice aussi-tôt que l'enfant est venu, car alors elle est bien ouverte, & laisse la liberté de détacher l'arriere-faix avec bien moins de douleurs & d'accidens, que si l'on différoit de quelque tems, car elle devient resserrée en temporisant.

que par le moyen des susdits remedes
l'arrierere-faix se détache & sort dehors sans aucune violence.

Mais s'il ne sortoit pas, il faudroit
changer de méthode, & après avoir
détaché l'ombilic de la cuisse de la
femme, il faudroit le tenir de la
main gauche pour servir de guide,
comme il est dit ci-dessus, introduire la main droite jusqu'au fond de la
matrice où est attaché l'arriere-faix,
& en faisant le tour avec l'extrêmité
des doigts, l'ébranler de côté & d'autre, & mettre les doigts entre les
parois de la matrice & le délivre,
pour le détacher du lieu où il est adhérant, prenant garde de ne pas ex-
corier ou blesser la matrice, & pour
cet effet, il faut avoir les ongles cou-
pés le plus près qu'il se pourra pour
éviter d'aussi fâcheuses suites.

Mais s'il arrive par malheur que
l'ombilic vienne à rompre en tirant
un peu trop fort, pour lors le Chirurgien ou la Sage-femme ayant perdu son guide, & étant bien versé
dans l'Anatomie pour pouvoir faire
la différence entre l'arriere-faix & la
substance de la matrice, il portera

la main pour tâcher de le tirer dehors.

Mais si le délivre est tellement adhérant à la matrice, que par le moyen
de tous ces remedes & cette maniere
d'opérer il ne puisse pas être mis dehors, on sera libre, ou de le tirer
avec la main comme nous avons dit,
entier ou divisé par morceaux, prenant garde de ne point blesser la matrice, ou bien d'en commettre entierement le soin à la nature, lui aidant,
tant par le moyen des injections
qu'on fera dans la matrice, de la maniere qu'il a été dit au Chapitre 27,
que par de bons remedes cordiaux
pour fortifier la mere, & résister aux
vapeurs malignes; car un petit morceau de l'arriere-faix venant à rester
dans la matrice, causeroit les mêmes
accidens que s'il y étoit demeuré tout
entier, & par son propre poids pourra plus facilement se détacher : &
pour n'être pas blâmé des assistans,
vous ferez votre prognostic pour la
suite touchant tous les accidens qui
pourroient arriver, tant s'il y restoit
entier que si on le tiroit par morceaux.

N iv

# CHAPITRE XXX.

## *De la précipitation ou chûte de la matrice après l'accouchement, & de la maniere de la réduire.*

AYANT à parler de la relaxation & chûte de la matrice, j'ai crû, pour éviter la confusion & établir un ordre qui est l'ame & le flambeau de toutes les sciences, qu'il étoit nécessaire pour ne point confondre le mouvement morbifique avec le naturel, de dire auparavant quelque chose de la matrice & de ses mouvemens.

C'est pourquoi il faut sçavoir que par la matrice nous entendons cette partie du corps de la femme qui a été destinée de la nature pour recevoir la semence, la fermenter & la réduire de puissance en acte, c'est-à-dire, la disposer tellement dans toutes ses parties, qu'elle puisse former un autre animal. C'est pour ce sujet que la plûpart des Philosophes en ont parlé d'une maniere toute particu-

Et en descouvrant que de rendre ce service au
Public J'ay creu que j'obligerois grandem.t
les curieux de d'adjouster aux figures que
j'ay faict mettre dans mon livre des accouchements les six suivantes, lesquelles don-
neront une grande lumiere à tous ceux
qui veulent apprendre la pratique de accouchements pour reduire la matrice
dans sa cheute et la contenir par le
moyen des pessaires d'une maniere laquelle
n'a pas esté veu iusques icy. Dont trois
representent les trois sortes de descente,
scavoir la premiere lors que le fond et
l'orifice interne descend dedans le col, laquelle ne se veoit pas. La seconde lors que
l'orifice interne et le col, descendent iusques à l'orifice externe. Et la troisiesme
lors que le fond est renversé et paroist
entre les cuisses comme une grosse vessie.
Lequel renversement avenir bien souvent
apres des accouchements laborieux, et
difficiles, ou lors que les ligaments superi-
viennent a se relascher. Les autres mons-
trent la maniere d'appliquer les pessaires
apres la reduction.

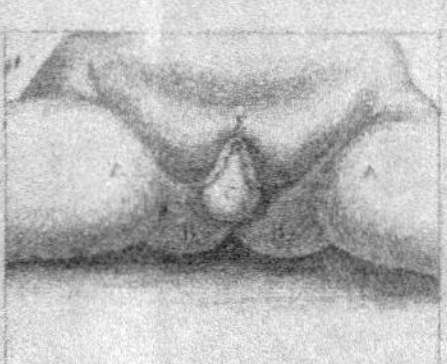

1

Cette figure represente la seconde descente
qui est appellée Precipitation.
A  Les cuisses escartées
B  Les fesses
C  Le corps de la matrice qui sort de l'orifice
   externe de la grosseur superieure
D  L'orifice externe
E  Le [illegible]
F  Plusieurs pessaires de differentes [illegible]
   deux pour plusieurs [illegible]

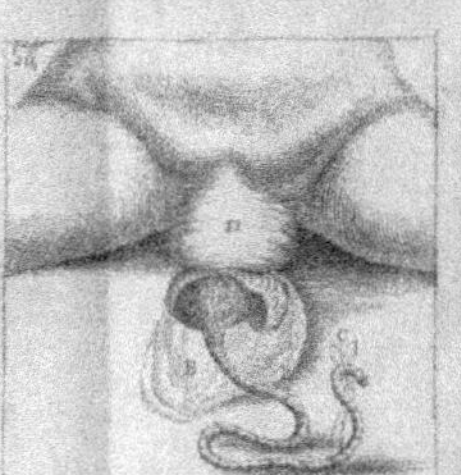

2

Cette seconde figure represente la troisiesme sorte
de cheute appellée renversement qui avient lors
qu'on tire avec trop de violence la delivre
A  La delivre adherent au fond de la matrice
B  Les deux membranes de l'arriere faix
C  La ligature du nombril
D  Le corps de toute la matrice renversée

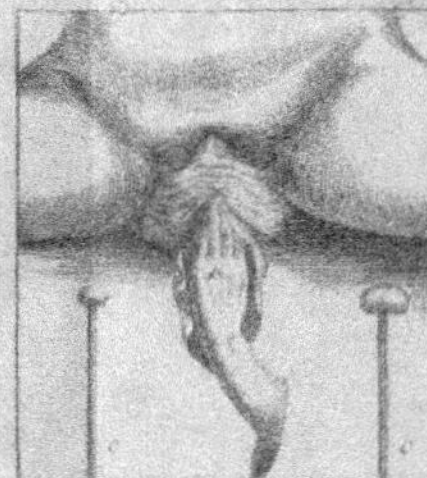

3

La troisiesme monstre la maniere de
reduire la matrice
A  Les mains qui reduisent la matrice
B  Le linge à l'extremité des doigts pour pousser
   la matrice
C  Le pessaire pour la matrice lorsque
   la matrice est trop molle et le col trop ouvert, fait de liege

liere ; car Pline dit que la matrice
étoit comme le champ fertile de la nature humaine & non fans raifon ; car
de même que toutes les femences des
plantes & des arbres demeureroient
ftériles & fans rien produire, fi elles
n'éroient auparavant reçûes dans la
terre pour y germer, laquelle eft comme la matrice univerfelle de toute la
nature, de même auffi la femence
des animaux, quoique féconde &
bien difpofée, fi elle n'eft reçûe dans
la matrice, elle demeure privée de
fon action, qui n'eft autre chofe que
la génération, & c'eft fans doute ce
qui fait dire que la matrice défireufe
eft agitée de divers mouvemens, car
elle vient au-devant pour recevoir la
femence, s'il eft de befoin, & fi elle
s'en voit deftituée, elle remonte
quelquefois, & par cette variété de
mouvemens elle produit une infinité de fymptômes, ce qui a obligé Platon de dire qu'elle étoit comme un
animal dans un autre animal.

Mais défirant de m'étendre plus au
long fur cette matiere dans la fuite
en traitant des pâles couleurs & autres fymptômes qui arrivent le plus

souvent aux femmes & aux filles, je me contenterai pour le préfent de parler de fa chûte *(a)* & du moyen d'y remedier. C'eft pourquoi s'il arrive qu'un Chirurgien foit appellé pour remédier à un femblable accident, il y doit procéder en cette maniere.

Il fituera premierement la malade au travers du lit, couchée fur le dos, ayant les feffes un peu plus élevées que le refte du corps, & les cuiffes écartées comme dans les accouchemens, & l'ayant mife dans cette fituation, il unira fes trois doigts en-

---

*(a)* On ne doit point confondre la chûte & la defcente de la matrice : quand le fond fort entierement au dehors du vagin, c'eft une chûte ; mais fi defcendant de fa place il refte dans le vagin, c'eft une defcente de matrice. On diftingue encore deux fortes de chûtes : l'une arrive quand la matrice tombe dehors, fans que fon fond foit renverfé ; on voit alors fon orifice interne à l'extrêmité d'une groffe maffe ronde & charnuë qui eft le fond de la matrice : l'autre arrive lorfque cette partie n'eft pas feulement tombée dehors, mais que fon fond eft entierement renverfé, en forte qu'elle femble n'être qu'un gros morceau de chair fanglante qui pend entre les cuiffes de la femme. Comme c'eft toujours une rélaxation des ligamens larges, qui permet ces chûtes & ces defcentes, ce font auffi les mêmes moyens qu'on employe pour les guérir.

semble, & poussera la matrice avec
un linge trempé dans du vin rouge
tiede, joignant ses doigts en forme
de pessaire, commandant à la malade de retirer son vent, pendant
qu'il fera tout son possible pour repousser la matrice dans son lieu naturel, & la contenir en cet état par
le moyen de quelque pessaire, si la
chûte n'est pas la suite d'une couche,
comme vous pourrez voir par l'observation suivante. Mais si la chûte
venoit d'une couche, il faudroit y
remedier de la maniere que je fis à
cette femme qui accoucha de deux
enfans dont j'ai déja parlé ci-dessus;
sçavoir, en mettant un linge par toute l'étendue de la matrice, & joignant les cinq doigts ensemble en
forme de pessaire, on la repoussera
dans son lieu naturel, lui faisant retirer son vent, & l'ayant auparavant
mise dans une situation commode,
sçavoir les fesses un peu élevées, en
sorte que la matrice puisse être plus
facilement remise dans son lieu naturel, laissant la malade dans cette
situation pendant quelque tems, sans
néanmoins la contraindre, lui fai-

fant seulement étendre les jambes, & la faisant abstenir autant qu'il lui sera possible de trop parler, de tousser, de se moucher, & de faire autres semblables mouvemens concussifs, d'autant que le diaphragme étant poussé en bas comprime toutes les parties du bas-ventre, & par ce moyen il pourroit arriver une seconde rechûte *(b)* de la matrice; c'est pourquoi pour éviter un tel accident, il faudra insinuer un linge en

*(b)* On ne doit pas non plus confondre la chûte de la matrice avec le renversement du vagin. Dans celui-ci il paroit au-dehors des parties naturelles un bourlet mollet, plissé & ridé, au milieu duquel est une ouverture : si on y introduit le doigt, on sent au-delà l'orifice de la matrice. Cette indisposition arrive plus souvent dans les filles ; elle vient d'une paralisie des fibres droites de ce conduit, occasionnée par le froid ou par la fluxion de quelque humeur pituiteuse qui a trop abreuvé ces parties. Pour réduire le vagin, il faut faire coucher la malade sur le dos, les fesses plus élevées que la tête, les cuisses écartées, & les talons contre les fesses : puis on embrasse la tumeur avec la paûme de la main, & on la fait rentrer comme on feroit à l'égard de la chûte de l'intestin rectum. On applique ensuite sur les parties naturelles une compresse trempée dans du vin astringent, fait avec la noix de Cyprès, de l'alun &c. Si cette situation gardée quelque tems avec les remedes ne fait point d'effet, on se sert d'un pessaire convenable.

rond que l'on fera entrer le plus avant
qu'on pourra jusqu'à l'orifice inté-
rieur de la matrice, tant pour empêcher la rechûte que pour recevoir les
lochies, le faisant pendre en dehors,
pour le pouvoir retirer, selon que la
nécessité le requerera. Ce n'est pas que
l'on ne puisse se servir, si l'on veut,
d'un pessaire de liege troué par le
milieu & recouvert de cire; mais la
malade à qui je fis cette opération tenant le lit, j'ai crû qu'il n'en étoit
pas nécessaire, non plus que de se
servir d'huile pour la réduction, comme le recommande quelque Auteur
nouveau; car tous les remedes onc-
tueux relâchant les parties, sont totalement contraires, & encore moins
des astringens, qui resserrant l'orifice interne de la matrice, empêche-
roient les vuidanges.

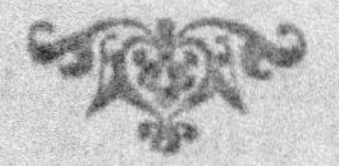

# CHAPITRE XXXI.

*D'une femme à laquelle je fis la réduction de la matrice, qui sortoit de la grosseur du poing six mois après sa couche.*

M'ETANT engagé dans le Chapitre précédent de parler de la relaxation de la matrice qui arrive hors des couches, j'ai trouvé à propos de faire suivre ici cette observation pour satisfaire à ma promesse,

La femme d'un Bourgeois demeurant ruë Saint Antoine, six mois après son accouchement fut accablée d'une grande quantité de fleurs blanches, ce qui la fit tomber dans une relaxation de matrice si grande, qu'elle sortoit de la grosseur (*a*) du

(*a*) Plusieurs Auteurs n'admettent pour cause du renversement de la matrice, que les efforts que font les Sages-femmes ignorantes pour délivrer une femme de son arriere-faix, sans porter la main dans la matrice pour l'en détacher, lorsqu'il y est trop adhérant : mais on en voit souvent qui n'ont eu que des accouchemens très-heureux, qui néanmoins en sont incommo-

Pes
Le do
du pe
vis l
Le col
Toute

Pour donner plus grande intelligence et facilité à jouer et à secourir les femmes dans [...] toutes les maladies, j'ay jugé à propos qu'il estoit necessaire de les demonstrer par les trois figures suivantes conformement à ma pratique. Dans la premiere je demonstre la matrice reduite dans sa situation naturelle. La seconde fait voir comment il faut introduire le pessaire dans le col de la matrice jusqu'à la partie anterieure de l'os Pubis le poussant avec le doigt index. Et la troisieme. La maniere comme il faut qu'il soit posé à plat sur les susdits [...] dessus, pour empescher la recheute d'icelle. Mais [...] pas en cela vous faire voir cette operation il faut que ie vous donne la methode de faire les pessaires que ie fais en cette maniere: Prenez [...] neuf de boeuf, et la conduite de la façon reprise toutes choses en figures faites y en [...] matiere, et examinez le tout au tour [...] de la teste [...] faites fondre de la cire neuve et l'on [...] luy donne en trois couches, il est [...] table et pourra estre par le tout [...] vendra sans attache et fait sans incommodité [...] ny [...] empescheront pour laste [...]

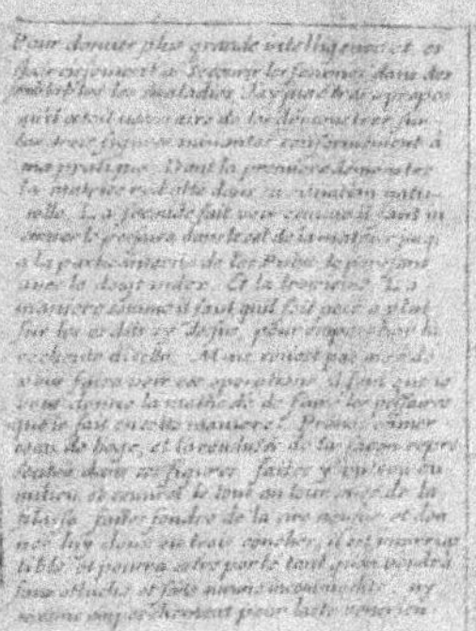

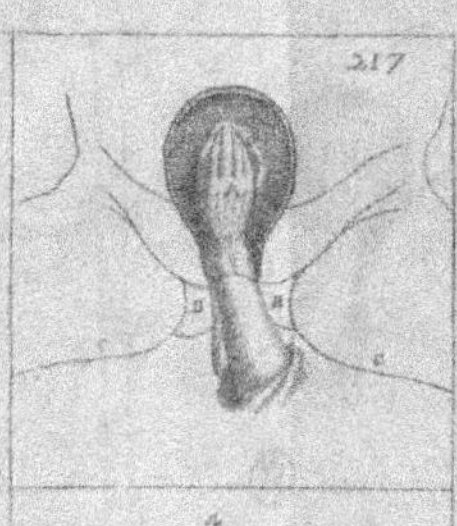

**4**

A. La main qui a reduit la matrice en sa situation naturelle.
B. Les fesses.
C. Les cuisses escartées.
D. Un linge à l'extremité des doigts.

**5**

A. La main qui tient le Pessaire avec deux doigts pour l'introduire dans le col de la matrice.
B. Le Pessaire.

**6**

A. Pessaire posé sur les Pubis.
B. Le doigt index qui passe au travers du pessaire pour le mettre à plat ou à vis le col interne.
C. Le col interne de la Matrice.
D. Toute l'estendue du corps de la matrice.

poing hors de l'orifice externe: elle en
étoit si fort incommodée , qu'elle ne
pouvoit presque marcher , elle se trans-
porta néanmoins chez la Sage-femme
qui étoit Madame Tonnelier , pour
la consulter & lui demander quelque
remede : celle-ci m'envoya chercher
pour en faire l'opération , où étant
atrivé , & l'ayant fait mettre dans
une situation semblable à celle d'un
accouchement , je la visitai & observai que la matrice étoit si extraordinairement tombée , qu'on voyoit à
découvert tout l'orifice interne , en
sorte qu'elle étoit ridée & presque
desséchée par l'air externe ; mais nonobstant tout cela , je ne laissai pas
de la remettre de la maniere que j'ai
dit ci-dessus , que je ne répéterai pas
ici , pour empêcher la redite , avec
cette différence que celle - ci n'é-
tant pas accouchée , je me servis de

dées , surtout celles qui
sont sujettes aux fleurs
blanches , preuve que
le tempérament humi-
de y a plus de part que
l'accouchement , puis-
que cela n'arrive que
quelque tems après leurs
couches : d'ailleurs on
voit des filles qui en
sont attaquées , & qui
ont trouvé leur guéri-
son dans le mariage.

remedes (*b*) aftringens compofés avec la racine de grande confoude, huit à dix glands de chêne & quelques noix de Cyprès, d'écorce de grenade, avec un peu d'alun que je fis bouillir enfemble dans du gros vin jufqu'à la confomption de la moitié, de laquelle décoction je me fervis pour baffiner chaudement toute la matrice, car elle eft fort aftringente „ & après l'avoir bien fomentée & remife en fon lieu naturel, je lui mis un peffaire d'une forme jufte & bien proportionnée fans aucune attache ni bande, duquel elle ne fut nullement incommodée; après quoi s'étant relevée, elle s'en retourna chez

---

(*b*) Cette maladie n'eft pas incurable, & M. de la Motte dit qu'il y en a qui guériffent d'elles-mêmes fans le fecours d'aucun remede. Mais quand on n'a pas lieu d'attendre fa guérifon de la nature, on en fait la réduction, puis on employe les injections faites avec le vin rouge tiéde. M. de la Motte rend le vin aftringent, en y mettant des rofes de Provins, balauftes, écorces de Grenades, noix de Cyprès, alun de roche, écorce de chêne; on fait garder à la malade le repos, la fituation & le régime convenables. Si cependant ces remedes n'ont pas l'effet qu'on en attend, on aura recours au peffaire.

jamais

elle, sans que depuis elle soit jamais retombée dans une semblable incommodité.

---

# CHAPITRE XXXII.

*D'une femme à laquelle la Sage-femme laissa la tête de l'enfant dans la matrice en l'accouchant, le tirant par les pieds.*

C'EST une chose très-fâcheuse à une Sage-femme, lorsqu'elle entreprend un accouchement contre nature, & qu'elle n'y réussit pas ; car il arrive bien souvent que l'on fait naufrage au port lorsqu'on y pense le moins, comme il arriva à une Sage-femme de ma connoissance, qui après avoir eû beaucoup de peine à tirer le corps de l'enfant dehors, laissa la tête (*a*) dedans la matrice, ce

(*a*) Dans les accouchemens difficiles il n'y a pas d'accidens plus fâcheux que celui où la tête de l'enfant est restée dans la matrice; comme l'extraction en devient d'autant plus difficile, qu'elle séjourne davantage dans cette partie, l'accoucheur doit aussi-tôt y porter la

O

qui l'étonna beaucoup ; car après avoir employé tous ses soins & industries sans en pouvoir venir à bout, elle fut obligée de demander du secours, & m'envoya appeller par la garde pour venir promptement secourir une femme dans son accouchement, où étant arrivé, & m'étant informé de toutes choses, elle me dit comme en secret qu'elle avoit laissé la tête de l'enfant dans la matrice, me priant très-instamment de vouloir réparer sa faute pour empêcher le blâme qu'elle pouvoit en courir, ce que je lui promis ; car ayant fait appeller le mari avant de commencer mon opération, je lui fis connoître, pour réparer la faute de la main gauche, pour empêcher que son orifice ne se resserre ; on saisit la tête, dont on tourne le sommet du côté du passage, & de l'autre main, armée d'un instrument, on perce le crâne dont on tire la cervelle ; puis introduisant les doigts dans cette ouverture, on tire la tête, à moins qu'on ne la puisse tirer sans cela. Si l'arriere-faix est resté avec la tête, on tire l'arriere-faix le premier, s'il se présente, & qu'il ne soit point adhérant, autrement il faut commencer par la tête. Quelques-uns se servent de crochet qu'ils introduisent dans les orbites, dans la bouche ou dans les oreilles. D'autres ont inventé des tires-têtes, qui paroissent plus commodes & moins dangereux.

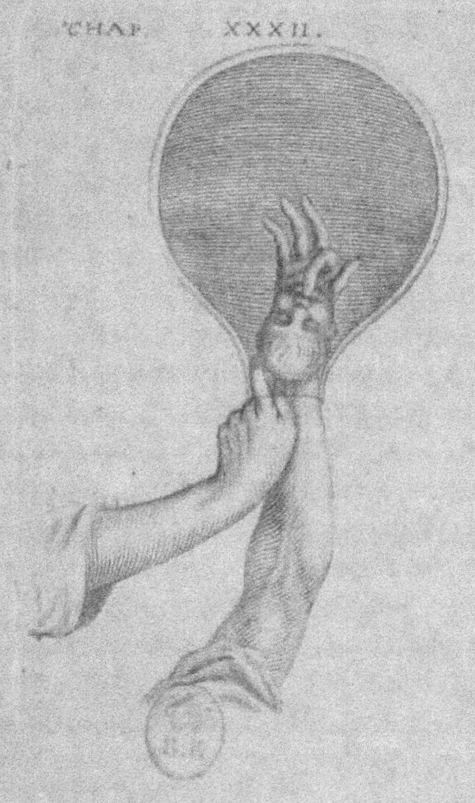

Sage-femme, que l'enfant étoit tout pourri, & qu'on ne pouvoit le tirer sans séparer la tête, si on ne vouloit préjudicier à la vie de sa femme, & qu'il falloit au plutôt la secourir ; lequel ayant consenti, je mis la femme en une situation convenable, & ayant introduit ma main dans la matrice, je touchai le délivre qui n'étoit pas bien adhérant, je le tirai aussitôt dehors pour faire cesser la perte de sang, & après l'avoir tiré, j'insinuai ma main derechef dans la matrice pour attraper la tête de l'enfant & la mettre dehors, ce qui ne fut pas sans grande peine ; car faisant faire une légere compression sur le bas-ventre par la Sage-femme pour assujettir la tête, je fis par mon industrie que je mis mes deux doigts dans la bouche, & par ce moyen je la tirai dehors, dilatant l'orifice interne avec le revers de mes doigts pour lui faire passage, & par ce moyen je la tirai dehors sans aucun crochet ni ferrement, & c'est ce que je voudrois conseiller à tous les Chirurgiens-Accoucheurs, en conséquence des accidens qui en résultent,

& quelquefois même la mort, comme je ferai voir au Chapitre suivant, où vous verrez que le plus beau & le plus utile des instrumens, c'est la main.

## CHAPITRE XXXIII.

*D'un enfant qui étoit mort, & se présentoit par l'épaule, que je tirai de la matrice sans crochet.*

C'EST une chose constante & reçûe de tous les Auteurs, que pour rendre l'accouchement facile & prompt, il est nécessaire que la mere & l'enfant s'entre-aident mutuellement chacun de son côté; car si l'un ou l'autre vient à manquer, l'accouchement est difficile & quelquefois plein de danger pour la mere, surtout lorsque l'enfant est mort dans la matrice.

C'est pourquoi j'ai crû qu'il ne seroit point hors de propos d'ajouter ici parmi mes Observations un accouchement que je fis d'un enfant mort, que je tirai dehors avec mes mains seules sans me servir d'aucun crochet ni ferrement, comme les anciens avoient coutume de faire, ce qui causoit souvent des accidens & des suites très-fâcheuses, que l'on pourra éviter en se comportant de la maniere que je fis dans une semblable occasion.

Le 6 Mai 1668 je fus appellé pour aller accoucher une femme d'un enfant mort dans la matrice, où étant arrivé, je me mis en état de faire l'opération, à laquelle je procédai comme il s'ensuit.

Je fis premierement mettre la femme dans la situation où il faut qu'elle soit dans tous les mauvais travaux & couches dangereuses, comme j'ai déja dit plusieurs fois dans le Chapitre précédent, & l'ayant mise dans la posture la plus commode, j'introduisis ma main dans la matrice après l'avoir ointe & avoir joint les doigts ensemble pour les pouvoir introduire plus commodément.

Ma main étant dans la matrice, je remarquai que l'enfant présentoit les épaules, & que les pieds étoient étendus jusqu'au fond de ce viscere, connoissant que l'enfant étoit mort. *(a)* Je m'avisai de faire un trou avec le bout de mon doigt index dans le bas-ventre, le courbant en maniere de crochet que j'arrêtai à l'os pubis, & par ce moyen je le fis descendre jusqu'à l'orifice interne, j'allai chercher les pieds de la même maniere que j'ai dit ci-devant, & les ayant trouvés, je les tirai, les tenant tous deux entre le doigt *index* & le *medius*, tirant tout doucement, de peur de les séparer du reste du corps, les enveloppant avec un linge pour

*(a)* La mort de l'enfant dans le ventre de la mere, est un des cas qui demandent beaucoup de promptitude à terminer l'accouchement, pourvû qu'elle soit accompagnée de quelque accident pressant, comme pertes de sang, convulsions &c. Car, dit M. de la Motte, liv. 2. obs. 134. c'est une chose que l'accoucheur doit remettre aux soins de la nature. Je suis persuadé, ajoute-t-il, que quantité de personnes voudroient que l'on accouchât une femme dès le moment que l'on croit l'enfant mort, par la crainte qu'ils ont que cet enfant mort venant à se corrompre par le séjour qu'il fait dans la matrice, donne occasion à quantité d'accidens dont la santé de la mere souffre considérablement. Mais la corruption ne procédant que de l'air extérieur, & l'enfant étant renfermé dans les membranes avec les eaux, la corruption n'est point à craindre ; & quand les membranes s'ouvrent, l'accouchement s'ensuit.

les mieux tenir, & pour empêcher
qu'ils ne gliffent de mes mains.

Les feffes étant prefque paffées, je
remis derechef mon doigt index
dans le trou que j'avois fait au-deffus
de l'os pubis, pour avoir plus de facilité à tirer le refte du corps, ayant
de chaque côté abbaiffé les bras de
l'enfant, & le tronc étant forti, je
fis tenir l'enfant par la garde pour
avoir plus de facilté à tirer la tête
dehors, & fans perdre de tems, je
mis les doigts de ma main gauche
entre le col de l'enfant & la matrice,
pour empêcher qu'elle ne fe fermât
dans le tems que je donnois du relâche à la mere, & pour avoir plus
d'ouverture pour laiffer paffer la tête, & dans le même inftant je paffai
mes deux doigts fous le menton de
l'enfant, les infinuant dans fa bouche, & en abbaiffant par ce moyen
la tête, je la tirai dehors, demandant
à celle qui tenoit le refte de fon corps
de tirer en même tems que moi, &
la tête ne fut pas dehors que le délivre fuivit. Ce n'eft pas qu'il foit toujours néceffaire de faire tenir le corps
de l'enfant, car on le peut tirer foi-

même sans l'aide de personne.

Mais auparavant que de rien entreprendre dans la pratique dont je viens de parler, il faut être assuré de la mort de l'enfant dans la matrice, ce qu'on pourra sçavoir en partie par le rapport de la mere & autres signes particuliers, l'interrogeant exactement sur toutes les choses qui auront précédé.

Il faut donc s'informer premierement si elle étoit à terme & si elle ne s'étoit point blessée, & à quelle sorte d'exercice elle s'occupoit ; s'il y avoit longtems qu'elle n'avoit senti remuer son enfant, & si son mari ne l'avoit point maltraitée. Elle me répondit que depuis plus de quinze jours elle n'avoit point senti remuer (*b*) son

(*b*) Le témoignage de la femme qui assure qu'elle n'a pas senti remuer l'enfant depuis quelque tems, dit M. Deventer, ne conclut pas pour sa mort : je me défie même de mon propre sentiment, & ne regarde comme un signe assuré de la mort de l'enfant, que la dissolution de l'épiderme qui couvre la tête, d'autant plus qu'il y est assez adhérant, à cause des cheveux qui l'y affermissent. Nombre d'observations que l'on rapporte où l'enfant s'est trouvé vivant, font voir qu'on ne doit point compter sur tous les signes que les Auteurs donnent comme certains de la mort de l'enfant.

enfant. Et après avoir considéré son visage qui étoit d'une couleur plombée & ses yeux obscurcis & enfoncés, la langue chargée, l'haleine puante, de plus, elle avoit les bouts des mammelles presque tout noirs & flétris. Par-là je connus que l'enfant étoit mort, & surtout par les vuidanges puantes & cadavereuses; outre que je n'apperçûs aucun mouvement à l'enfant par la pulsation des arteres, ayant posé ma main dessous son ventre, & tenant les vaisseaux ombilicaux, & voyant que ma main sentoit très-mauvais, je fus certain de la mort de l'enfant, & le tirai dehors la matrice de la maniere (c) que je viens de dire.

(c) Si l'enfant vient dans une bonne situation, dit M. Dionis, il faut tâcher de réveiller les douleurs qui sont comme endormies, ce qu'on fera par des lavemens forts & âcres : si les lavemens ne font pas l'effet que l'on attendoit, il faut que l'accoucheur tâche par l'opération de la main, de retirer au plûtôt cet enfant mort : & pour y parvenir il fera situer la femme sur le bord de son lit, puis coulant la main droite dans la matrice, il repoussera la tête, si elle n'est pas trop engagée dans le passage, il ira chercher les pieds pour le retourner & le faire sortir. Mais si la tête est tellement engagée qu'on ne puisse la repousser sans faire trop

J'ajouterai pour conclusion de ce Chapitre, que le premier de tous les instrumens, c'est la main, & qu'il ne faut jamais violenter la nature par des instrumens superflus & cruels lorsqu'on le peut faire avec la main.

Nous ne sommes plus du tems des Arabes, qui ont été les inventeurs d'une infinité d'opérations cruelles & de plusieurs instrumens & machines qui donnent bien souvent plus de crainte & de terreur à un malade que ne fait la seule vûe de la question à un criminel. La nature très-sage & prudente ayant plus de soin de chasser le superflu & ce qui lui est nuisible, que d'attirer ce qui lui est propre, se décharge bien souvent d'elle-même & sans violence pour peu qu'on lui prête la main, de tous les corps étrangers & autres choses retenuës dans nous, contre son intention, d'où nous pouvons assurement conclure, que l'usage des crochets & autres instrumens est inutile à cette opération lorsqu'on peut la faire avec la main.

de violence à la femme, il faut tâcher d'en procurer la sortie en cet état, ce qui se fait par le moyen du crochet.

# CHAPITRE XXXIV.

*D'un autre enfant qu'une Sage-femme tira par les pieds, dont la tête resta dans la matrice, qu'elle expulsa quelque tems après sans l'aide de personne ni d'aucun instrument.*

VOUS ayant entretenus dans le Chapitre précédent de la maniere qu'on pourroit tirer un enfant mort de la matrice sans crochets ni autres ferremens, pour confirmer encore davantage ce que j'ai avancé, j'ai voulu faire suivre cette observation, pour faire voir que les instrumens sont inutiles pour faire ce que la nature fait bien souvent d'elle-même sans l'aide de personne, comme vous apprendrez par la suite de ce Chapitre.

L'année derniere une Sage-femme accoucha la femme de M. Bourdet, Maître Charpentier, d'un enfant mort, qu'elle tira par les pieds, & mit le corps dehors ; mais la tête resta dans la matrice qui s'est fermée l'espace de vingt-quatre heures après que le reste du corps fut tiré. Après ce tems, sans aide de personne ni d'aucun instrument, la nature se déchargea d'elle-même de ce corps étranger & superflu ; car le lendemain la nature *(a)* poussa cette tête dehors, ayant été aidée par quelques lavemens & autres remedes qu'on lui fit prendre dans tout ce tems-là ; & peu après l'arriere-faix qui étoit aussi resté dans la matrice fut expulsé dehors sans qu'on y mit aucunement la main.

*(a)* M. de la Motte n'est pas d'avis d'abandonner à la nature cette fâcheuse opération. Je fus, dit-il, liv. 3. Accouc. ch. 26. observ. 254. je fus bien des fois prêt de la laisser au bénéfice de la nature, comme fit M. Peu en pareille occasion ; mais sçachant que deux femmes étoient mortes, parce que les Sages-femmes en firent autant, ces raisons me firent mettre tout en usage pour en venir à bout, malgré l'étrécissement de la matrice qui étoit si serrée, que je ne pouvois tenir un moment ma main dedans, tant mon bras étoit pressé. Cela m'empêcha de pousser d'abord mon bistouri pour faire une incision à cette tête restée ; je l'ouvris avec mes doigts, & moyennant le secours de la machoire inférieure, des yeux & de tout ce que je pûs saisir, je la tirai enfin.

De cette observation il est aisé de conclure que la seule nature opere toute chose en nous, & que tous nos soins sont bien souvent inutiles, lorsqu'elle n'est pas dans la disposition d'agir, & qu'au contraire, lorsqu'elle est forte & robuste, elle fait d'elle-même & sans notre aide ce que nous ne sçaurions venir à bout de faire avec tous nos ferremens & machines, comme nous voyons bien souvent dans la réunion des playes, & par l'expulsion des corps étrangers : ce que je pourrois encore confirmer par l'autorité de ce grand Hyppocrate, qui dit, que la seule nature guérit les maladies, *sola morborum medicatrix natura.* Par ces paroles cet incomparable Auteur entend que l'aide du Médecin est inutile & tous les remedes superflus, lorsque la nature manque & ne peut agir.

Il faut donc demeurer d'accord que l'usage des crochets & des couteaux en cette occasion est totalement inutile, tant parce que la nature seule étant tant soit peu aidée, supplée à leur défaut, faisant d'elle-même sans douleur & contrainte ce qu'à peine nous pourrions faire avec tous les ferremens poffibles ; car puifqu'on peut bien introduire la main pour porter un couteau ou un crochet dans la matrice, ne peut-on pas avec la main feule fans courir rifque de la bleffer, faire ce que pourroient faire de femblables inftrumens, puifqu'il eft dangereux que le couteau ou le crochet venant à glifler ne bleffe le col ou l'orifice interne de la matrice, ce qui feroit une faute pire que la premiere, tant par l'hémorrhagie qui pourroit fuivre que par les autres ac-cidens qui ont accoutumé d'accom-pagner les bleffures de femblables parties, comme inflammations, pour-ritures, gangrene, & enfuite la mort.

De l'obfervation que nous venons de dire, il n'eft perfonne qui ne foit convaincu de l'inutilité des crochets ou autres ferremens, puifque la na-ture fupplée fouvent à leur défaut.

Mais quelqu'un objectera que de femblables opérations de la nature arrivent rarement, & qu'on eft fou-vent obligé de corriger fes défauts par l'art, & qu'ainfi felon les Philo-fophes, l'art perfectionnant la natu-

re, l'ufage des crochets & des inftrumens ne doit pas être tout-à-fait
inutile.

A cette difficulté je pourrois répondre, premierement qu'il eft vrai
que de femblables opérations n'arrivent pas toujours, mais que c'eft lorfque la nature manque ; car fi elle eft
robufte, elle ne manquera jamais
d'expulfer les corps étrangers qui
peuvent lui nuire.

Pour ce qui eft de la feconde difficulté, je répondrois que l'art perfectionne la nature en quelque maniere, mais non pas dans toutes fes
opérations, car on ne fçauroit par le
moyen de l'art produire des fruits, ni
des animaux, ni autre chofe femblable qui dépendent de la nature ; car
fi l'art pouvoit, je ne dirai pas per-
fectionner la nature, mais feulement
l'imiter dans fes opérations, nous
ne verrions pas tant de perfonnes
avoir inutilement employé leur tems
pour trouver le moyen de faire de
l'or, puifque jufqu'ici tous leurs travaux ont été inutiles fans en pouvoir jamais venir à bout ; & d'ailleurs
quand il feroit nécelfaire d'aider la

nature en quelque chofe, il eft inutile d'aller chercher un fi grand embarras d'inftrumens, pouvant fe fervir feulement de la main, comme je
le fis en pareille occafion, étant appellé pour tirer la tête d'un enfant
qui étoit reftée dans la matrice, ce
que je fis fans l'aide d'aucun inftru-
ment que de ma main que j'introduifis dans la matrice, & perçant la
fontanelle de la tête de l'enfant avec
deux doigts, la tenant affujettie par
une compreffion que je faifois faire
fur le bas-ventre de la mere, & vui-
dant toute la cervelle, en fléchiffant
mes deux doigts que j'avois intro-
duis vers l'os fphénoïde en forme de
crochet, je la tirai heureufement dehors, étant arrivé lorfque la matrice
n'étoit point encore fermée, ce que
je provoquai par l'éternuement.

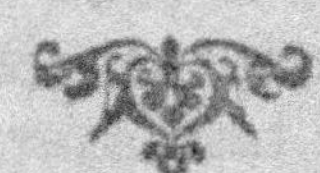

CHAPITRE

# CHAPITRE XXXV.

## *Contenant trois Observations de divers accouchemens monstrueux.*

S'IL est vrai que la perfection de la nature consiste dans l'uniformité & parfaite ressemblance des estres, chacun dans leurs especes, il ne sera pas difficile à conclure que le plus grand défaut & la plus grande imperfection se doit trouver dans les générations monstrueuses ( *a* ) & défectueuses.

Ce sont des fautes irréparables que le défaut de cette excellente ouvriere, & que l'art même ne sçauroit corriger ; & bien qu'elle tende toujours à sa fin, étant régie par la Providence

_______________________

(*a*) Nous avons parlé ailleurs de l'origine des monstres, de leur nature & de leurs causes ; mais comme on ne sçauroit déterminer ni leur figure ni leur volume, on ne sçauroit non plus prescrire aucune méthode pour leur extraction, où l'industrie de l'Accoucheur a plus de part. Mais quand ils sont si gros qu'ils ne peuvent passer par le bassin, il n'y a pas d'autre moyen de sauver la mere qu'en les mutilant, & qu'en les tirant par morceaux.

Divine qui ne manque jamais de la seconder, émanant d'elle, ne laisse pas néanmoins de se détourner souvent dans ses entreprises, soit par le défaut d'une puissance subalterne, qui venant à la traverse pervertit bien souvent, & confond le premier dessein de la faculté formatrice dans les animaux, & au lieu de produire ce qu'elle s'étoit proposé, elle est bien souvent obligée de se laisser conduire quoique mal-à-propos par un autre chemin, & c'est principalement de ces sortes de générations défectueuses que nous traiterons dans les trois Observations suivantes.

Mais laissant à part tout ce que l'Histoire me pourroit former sur cette matiere, l'ayant déja traitée dans le livre précédent, je me contenterai ici de retoucher à ces sortes de générations monstrueuses qui dépendent principalement de l'imagination, qui s'imprime très-souvent sur le corps du fœtus, qui est très-délicat, des images & des représentations diverses, de même qu'un cachet exprime sa figure sur de la cire molle; & quoique ces sortes de générations

foient affez fréquentes, on ne laiffe
pas de les admirer lorfqu'elles arrivent, & principalement fi la figure
du corps eft notablement changée,
comme lorfqu'un homme a la tête
ou les pieds d'un autre animal, ou
lorfqu'il fe rencontre un vrai défaut
en toutes fes parties, comme en la
grandeur ou en la petiteffe, ou en
la difproportion & défectuofité des
membres, ou lorfque l'ordre & la
fituation en font pervertis, ou enfin
lorfque la nature produit & forme
quelque parties dans un corps, ce
qu'on n'a pas coutume d'y voir, comme des griffes, des cornes, ou quelque maffe ou excroiffance charnuës,
très-défectueufes qui ne peuvent que
bleffer l'action de la partie où elles
font adhérantes, comme on pourra
voir dans les obfervations fuivantes
que j'ai faites de deux ou trois générations monftrueufes de femblables
nature arrivées de notre tems, que j'ai
crû être obligé de décrire, en ayant
été témoin oculaire.

## PREMIERE OBSERVATION.

C'eft une vérité inconteftable, que

lorsqu'une femme devient groſſe , ſi
ſon idée eſt forte dans le commencement de la formation de l'enfant , &
qu'elle s'imprime fortement quelque
objet dans l'eſprit , ſans doute le petit enfant prendra une forme & figure ſemblable à cette impreſſion, comme il arriva à une jeune femme à Paris Faubourg Saint Germain en 1667,
qui allant entendre les Vêpres au
Couvent des Grands Auguſtins , &
paſſant par-devant des Marionnettes
qui étoient au bout du Pont neuf ,
s'y arrêta pour conſidérer attentivement une marionnette qui jouoit du
tambour , qui avoit la tête ſemblable
à celle d'un Renard ; ce qui lui plût
tellement, qu'elle alla bien ſouvent
ſur le Pont neuf pour ſatisfaire ſa curioſité & pour la conſidérer avec plus
de loiſir. Mais ſi elle eût crû que cette
vûe lui eût été auſſi fatale , & que
cette joye ſe fut convertie par une ſi
grande triſteſſe qu'elle eût après , elle
ſe ſeroit ſans doute privée de cette
ſatisfaction , comme vous apprendrez dans la ſuite , car étant ſur ſon
dernier mois , & ſentant des douleurs pour accoucher , elle envoya

querir sa Sage-femme, qui étant arrivée, & la voyant fort preſſée de douleurs, elle la toucha pour tirer ſon indication de la ſituation de l'enfant & de l'accouchement prompt ou tardif. Mais elle remarqua en la touchant une figure qui ne lui ſembloit pas naturelle & toute extraordinaire, qui lui donna beaucoup à penſer, quoiqu'elle fut fort ancienne & fort entenduë dans l'Art de l'accouchement, & ayant touché grande quantité de femmes en toutes ſortes de mauvaiſes figures & préſentations du fœtus, ne pouvant rien connoître à celle-ci, elle fut obligée de demander du ſecours pour ſe tirer de l'embarras où elle ſe trouvoit dans ce fâcheux travail, & jettant les yeux ſur moi, ſon mari me vint chercher ſur les onze heures du ſoir pour aller l'accoucher, où étant arrivé, & ayant obſervé diligemment la malade & tout ce qui ſe paſſoit, je demandai à la Sage-femme ce qui ſe préſentoit au paſſage, elle me pria de toucher la malade pour en connoître la vérité, vû qu'elle ſe trouvoit fort embarraſſée, & pour cet

effet ayant oint mes doigts avec du
beurre, je les infinuai dans le vagina,
& je remarquai que les eaux for-
moient une figure longue & fe dif-
pofoient à percer, je demeurai une
efpace de tems en attendant qu'elles
perçaffent, & jugeais bien qu'il y
avoit quelque chofe qui n'éroit point
naturel ; car depuis le rems que je me
mêle de l'art de l'accouchement, je
n'avois jamais touché ni apperçû
rien de femblable, ce qui me donna
occafion de croire qu'il y avoit fans
doute quelque chofe de monftrueux
& d'extraordinaire.

Ses douleurs continuant toujours
dans moins d'une heure que je fus arrivé, fes eaux percerent, & pour
lors il fut fort facile à connoître ce
que c'étoit; car il fe préfenta d'abord
une figure fort approchante de celle
de cet animal dont nous avons parlé : je ne témoignai rien à la femme
malade; mais au contraire je tâchais
de l'encourager, lui difant de faire
valoir fes douleurs pour expulfer cet
horrible monftre que je tirai dehors
de la matrice par le bout du mufeau,
étant aidé par les vives douleurs de

la mere qui le pouſſoit en bas , lequel
mourut incontinent après , & le délivre vint enſuite de même qu'aux
autres enfans. Vous obſerverez néanmoins que toutes les autres parties
de ſon corps étoient fort bien pro-
portionnées , & qu'il n'étoit diſſem-
blable aux autres enfans que par la
tête , qui reſſembloit à celle d'une
brute , ce qui étoit aſſez pour faire
eſtimer que c'étoit un véritable monſtre : car les choſes étant telles ſelon
les Philoſophes , que ſe rencontrent
ces principales parties , ſans doute la
tête étant la principale du corps humain , il étoit facile de conclure
que c'étoit une choſe extraordinaire
qu'on ne pouvoit qualifier que du
mot de monſtre.

## SECONDE OBSERVATION.

Environ le 10 d'Août 1669 , je
fus averti de la part de Madame de
la Motte , ancienne Sage-femme ,
pour aller voir par curioſité un enfant monſtrueux qu'elle avoit reçû
le jour précédent , qui avoit une
difformité monſtrueuſe ſur ſon corps

en forme de citroüille longue ou
concombre , environ la partie posté-
rieure du dos qui descendoit tout le
long de la cuisse & de la jambe jusqu'au talon , en forme de tumeur
molasse & remplie d'eau , couverte
des cinq tégumens avec quelques petites ramifications de veine qui se ré-
pandoient tout le long , qui fut ouverte par M. Ruffin , Maître Chirurgien de Paris, en présence de quelqu'uns de ses Confreres , & après
l'ouverture faite , il en sortit une
grande quantité d'eau très-puante ,
accompagnée de gangrene , à cause
de la grande chaleur qu'il faisoit
alors , ce qui causa la mort du petit
enfant , pour la trop grande évacuation & dissipation des esprits.

Je fus curieux de m'informer de
la mere , sçavoir si elle n'avoit point
eû envie de manger de quelque citroüille , elle me répondit que non ,
& qu'il étoit bien vrai qu'elle avoit
regardé quelquefois des marionnettes
au bout du Pont neuf ; mais comme
il n'y avoit aucune apparence ni proportion de cette figure avec une marionnette , il est aisé de conclure

qu'elle avoit entierement confidéré quelque chofe d'approchant dont elle ne fe fouvenoit pas.

## TROISIEME OBSERVATION.

Pour confirmer ce que je viens de dire touchant les accouchemens monftrueux dans l'obfervation précédente, j'ajouterai ici l'hiftoire d'un autre enfant monftrueux, qui a été vû d'un grand nombre de perfonnes à Paris, car en l'année 1668 dans la ruë de la Tannerie, une femme accoucha d'un enfant monftrueux, dont la figure étoit telle, qu'il avoit tous les membres de fon corps bien proportionnés, excepté la tête qui étoit fi monftrueufe & fi particuliere, qu'on ne fçauroit prefque la décrire; car il avoit les yeux d'une énorme grandeur, fans paupieres élevez jufqu'aux fourcils, à la place defquels il y avoit deux oreilles, & au-deffous de celles-là, il y en avoit encore deux qui regardoient en bas, avec un afpect fi affreux, qu'il faifoit peur à voir.

Ce fut Madame Coufin Sage-fem-

me qui reçût ce monstre, qui m'envoya chercher en même tems, étant
toute saisie de frayeur, pour sçavoir
mon sentiment là-dessus ; m'y étant
transporté, & ayant considéré fort
attentivement ce monstre & sa difformité, je ne remarquai en lui aucune forme de vie, sinon quelque
battement & pulsation des arteres
ombilicales, & m'étant informé de
la Sage-femme de quelle maniere il
s'étoit présenté, & comme elle l'a-
voit reçû, elle me répondit que dans
la premiere présentation les eaux
avoient parû toutes biscornues, &
que sortant la tête la premiere, les
cornes lui avoient fait beaucoup de
peine au passage, lesquelles étant passées, le reste du corps suivit immédiatement après avec le délivre.

Voilà succintement la description
de deux ou trois accouchemens
monstrueux qui seront comme un
avertissement aux femmes grosses,
de ne s'amuser jamais à voir ni considérer attentivement des objets hi-
deux & effroyables, crainte que leur
imagination trop forte en retenant
l'espece, ne vienne à l'imprimer au

fœtus étant délicat, comme il arrive
aflez fouvent lorfqu'une femme groffe défirant quelque chofe avec une
avidité & paffion extrêmement forte, ou en ayant horreur & averfion,
en exprime dis-je l'image & le ca-
ractere fi vivement dans fon imagination, que la repréfentation n'en
paffe par le moyen du fang, & des
efprits jufqu'au petit enfant, comme l'on peut voir tous les jours à une
infinité de perfonnes qui ont divers
caracteres fur les parties de leur
corps, exprimant à peu près la figure
des chofes que leurs meres ont fou-
haité avec un très-grand empreffe-
ment, lorfqu'elles les portoient dans
leur ventre.

---

# CHAPITRE XXXVI.

*D'un Accouchement que je fis, dans
lequel l'enfant préfentoit les tefticules & la main.*

BIEN que la nature fage & prévoyante femble ne rien oublier
pour la confervation de l'homme,

elle ne laisse pas pourtant d'être em-
pêché par les différentes figures auxquelles le fœtus se présente pour se
faire passage.

Et n'ayant pas d'air assez pour respirer, ni de nourriture comme nous
avons dit, cherche en quelque maniere que ce soit en se débattant des
bras, des jambes, & de toutes les
parties de son corps à sortir hors de
la matrice. La mere souffre de très-
grandes & grieves douleurs *(a)* dans
ce rencontre, & elle s'efforce autant
qu'elle peut & qu'il lui est possible par
des épreintes, & poussant en bas pour
aider la matrice à faire l'expulsion de
son enfant, & à se décharger d'un si
pénible & pésant fardeau qui lui est
si incommode.

(*a*) Les accouchemens difficiles se réduisent toujours à un même point : c'est pourquoi M. de la Motte, pag. 425, dit que ceux qui lui avoient souvent tirannisé l'imagination par la difficulté qu'il se représentoit à exécuter, lui causerent une agréable surprise, quand il trouva la pratique si aisée, n'en ayant fait aucun dans quelque situation, où les enfans se soient pù présenter, dont il a eu lieu de se moins inquiéter, ni ausquels il ait eu moins de peine : l'Accoucheur ne met aucune différence entre les naturels & tous ceux qui font contre nature, quand une fois il est maître des pieds : il faut qu'il garde toujours les mêmes mesures.

Et ce qui est de plus admirable en la nature, c'est qu'elle donne des intervalles tant à la mere qu'à l'enfant. A l'enfant pour petit à petit donner le tems à former les eaux & à ouvrir l'orifice interne de la matrice, qui étant suffisamment ouvert, pour lors l'enfant fait ses derniers efforts pour rompre les membranes dans lesquelles il est renfermé, en sorte que les eaux s'écoulent, & si l'accouchement est naturel, l'enfant doit sortir immédiatement après ; ce qui n'arriva point à la femme de M. Sailly Maître Cordonnier, demeurant ruë des Arcis, le 20 Décembre 1670, ses eaux étant percées, son enfant se présenta par deux différentes & mauvaises postures ; car outre les bources, la main passoit par-dessous les fesses, & se présentoit au passage, ce qui obligea Madame le Grand, Sagefemme, à m'envoyer chercher par le mari de la malade, pour venir l'accoucher promptement: m'étant transporté chez ladite malade, & ayant reconnu les mauvaises présentations dites ci-dessus, je l'accouchai heureusement en moins d'une demie

heure, par la méthode & maniere
que j'ai dit au Chapitre où l'enfant se
présente par le cul ; pour éviter les
redittes, le lecteur aura recours au
Chapitre onziéme du présent livre.

---

# CHAPITRE XXXVII.

## *D'un Accouchement que je fis, où l'enfant présentoit le coude.*

IL est très-constant que la quantité des mauvaises figures ausquelles l'enfant [a] se présente dans la matrice, sont autant de différentes manieres d'opérer, où la prudence du Chirurgien-Accoucheur doit remédier.

Car s'il arrive que l'enfant soit en

---

(a) La situation présente de l'enfant dans la matrice est fâcheuse, & ce n'a été que pour assurer le salut de l'enfant, que l'Observateur a tiré la main au passage. Quand l'enfant présente le coude, l'Opérateur doit le repousser, afin de pouvoir glisser la main jusqu'aux pieds, & tirer l'enfant. Cela est moins difficile au commencement, ou incontinent après l'ouverture des membranes & l'écoulement des eaux, parce que le passage donne une entiere liberté de chercher les pieds de l'enfant, & de finir l'accouchement avec toute sorte de facilité.

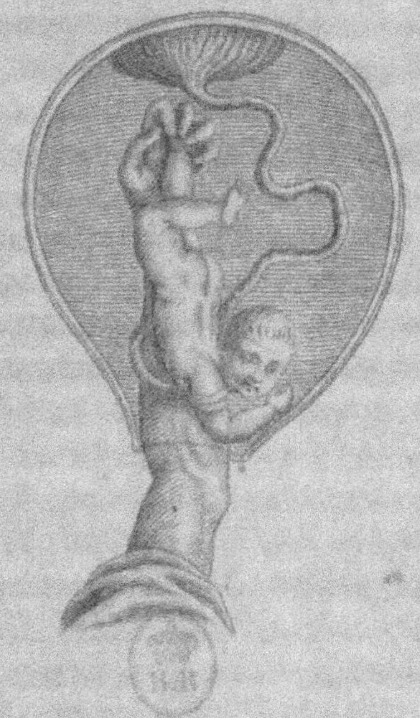

tortillé de son nombril en quelque
partie du corps, soit au col, où il
arrive assez souvent qu'il s'y étrangle,
à moins qu'il ne soit promptement
secouru, comme aussi les circonvolutions qui se font aux bras, cuisses
& jambes; ce qui est cause, n'ayant
pas son étenduë ordinaire, qu'il est
tenu en suspens à cause d'une mauvaise posture, comme il arriva à la
femme de M. Reynier le 10 de Décembre 1670, demeurant rue des
Nonaindieres, à laquelle ses eaux
étant percées, la Sage-femme qui
étoit Madame l'Epine, ne sçût toucher l'enfant pour juger de la situation, à cause qu'il étoit extrêmement haut, ce qui l'obligea de m'envoyer promptement chercher pour
accoucher cette femme, où étant arrivé, & ayant appris qu'il y avoit
deux heures que ses eaux étoient percées, je me mis en disposition de
l'accoucher; après avoir oint ma
main de beurre je l'introduisis dans
la matrice, & avec l'extrémité de
mes doigts je touchai l'enfant, &
cherchai à distinguer toutes les parties de son corps l'une après l'autre,

& reconnus par ce moyen que c'étoit
le coude qui se présentoit le premier , & que l'ombilic faisoit une
circonvolution à l'entour du coude,
& passoit par-dessous l'aisselle ; &
connoissant que l'enfant étoit extrêmement foible & dans un danger
évident , par la pulsation des arteres,
je le baptisai le plus promptement
qu'il me fût possible , auparavant que
de faire mon opération en cette maniere : mettant ma main dans la matrice , j'insinuai mon doigt indice
dans le plis du coude de l'enfant , &
en abbaissant le bras , je fis sortir
l'extrêmité des doigts hors du vagin : ayant de l'eau nette , je profé-
rai ces paroles en disant : *Je te bap-*
*tise à condition , si tu as vie , au*
*nom du Pere , du Fils , & du Saint*
*Esprit.* Et cela étant fait , je remis
la main dans la matrice , & j'allai
chercher les pieds qui étoient étendus jusqu'en son fond , & le tirai
dehors de la même maniere que j'ai
dit dans mes précédentes Observations , & je tirai ensuite le délivre ,
sans qu'il s'en ensuivit aucun mauvais accident. L'enfant expira un
quart-

quart-d'heure après qu'il fût au monde.

Cette sorte de présentation est un des plus fâcheux accouchemens pour la mere, à cause des grandes douleurs qu'elle souffre, & fort pénible & embarrassant pour le Chirurgien-Accoucheur, où il faut qu'il employe toute son industrie à ne point mutiler ni blesser l'enfant, & le tirer hors de la matrice entier, pour faire connoître aux assistans son adresse & l'expérience qu'il s'est acquis dans cette pratique.

## CHAPITRE XXXVIII.

*D'un Accouchement que j'ai fait, où l'enfant présentoit la hanche.*

LE vingt-sixiéme Mars de cette année, sur les quatre heures du matin, je fus mandé par Madame Chaponnet Sage-femme, pour aller accoucher une femme qui étoit en travail depuis vingt-quatre heures; ses eaux étoient percées : l'enfant se présenta d'une très-mauvaise figure; car étant arrivé, & l'ayant touchée,

Q

je reconnus manifestement que c'é-
toit la hanche (*a*) , & que l'enfant
étoit en très-grand péril, s'il n'étoit
promptement secouru.

(*a*) On peut se trom-
per à cette situation,
parce que la hanche res-
semble assez à la tête,
& encore plus au haut
de l'épaule. Cet accou-
chement se termine aussi
par les pieds , & l'on
suit dans cette opération
la même méthode que
dessus. On trouve de la
difficulté à repousser la
hanche, quand elle est
trop engagée , comme
M. de la Motte dit l'a-
voir trouvée. Je trouvai,
dit-il , p. 500 , l'enfant
qui présentoit la han-
che depuis 15 ou 16 heu-
res , si engagée par les
violentes & continuel-
les douleurs que la jeu-
ne femme avoit souffer-
tes depuis ce tems-là ,
que j'eus une extrême
peine à repousser un peu
cette partie pour me
procurer un peu la li-
berté de couler ma main
dans la matrice , afin de
chercher les pieds , que
je ne trouvai que très-
difficilement , & que je
ne tirai dehors qu'après
un très-long tems , &
beaucoup de difficulté ,
tant la matrice étoit resserrée & appliquée sur
l'enfant : les douleurs
qui ne cessoient pas un
moment , m'obligeoient
de retirer ma main de
tems en tems pour re-
prendre de nouvelles
forces ; je joignis à la
fin les pieds que je tirai
dehors , & le corps de
l'enfant suivit à force
de le tirer. Je délivrai la
femme avec peine , &
l'enfant n'eut qu'autant
de tems qu'il en fallût
pour le baptiser. Au lieu
de m'être mis en état
de tirer les pieds com-
me je fais quand je les
vas saisir dans la matri-
ce , où j'ai la liberté entiere d'en user de la sorte à cause de l'espace
que j'y trouve , je les fis
au contraire réfléchir
vers le ventre , en les y
forçant & les plaçant
avec ma main , c'est-à-
dire , à l'endroit des genoux ; de cette maniere
j'attirai les pieds le long
de la cuisse, & les fis sortir sans rien rompre.

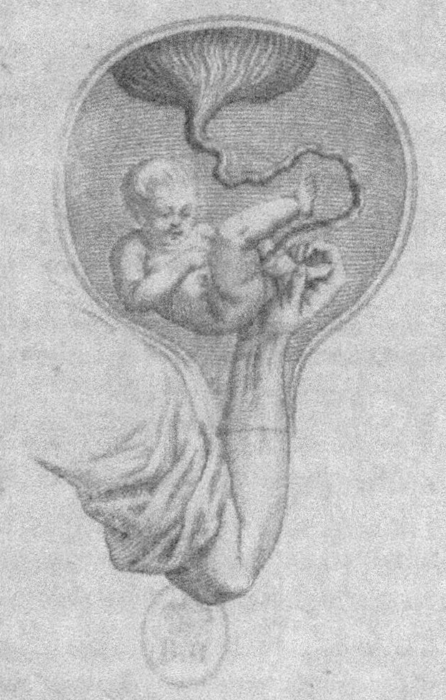

Je me mis en état de le tirer dans cette mauvaife pofture, pour lui donner la lumiere du jour, & le garantir du danger où il étoit de perdre la vie à caufe de cette fituation, en me comportant de cette maniere.

J'introduifis doucement ma main fur cette partie qui fe préfentoit, & gliffant mes quatre doigts jufqu'aux aînes, & montant jufqu'à la jambe, où étant parvenu, & l'ayant attrapée, je la fis plier & defcendre pour attraper un pied ; faifant de même à l'autre, je le tirai dehors de la matrice & de fon col.

Les cuiffes étant paffées, je les enveloppai d'un linge pour avoir plus de facilité à tirer le refte du corps : & lorfque les feffes furent dehors, je gliffai mon doigt index dans la matrice à côté, environ un peu au-deffus des os des îles dans le pli du coude, abbaiffant le bras de l'enfant, & faifant de même de l'autre côté, lefquels étant abbaiffés & fortis dehors, j'enveloppai du même linge tout le corps, & tirai jufqu'au col, prenant un peu de relâche, tant pour la mere que pour moi ; & dans

cette diſtance de tems que je donnois
du relâche , je tenois le revers de ma
main entre le col de l'enfant & le
col de la matrice , pour empêcher
qu'elle ne ſe fermât , & de ma main
droite j'inſinuai mon doigt dans la
bouche de l'enfant , en abbaiſſant le
bout du menton , touchant à la poitrine , ôtant ma main gauche qui
étoit entre le col interne de la matrice &  le col de l'enfant ; je tirai juſqu'à ce que j'euſſe mis la tête dehors , après quoi j'inſinuai derechef
ma main dans la matrice pour tirer
dehors l'arriere-faix . l'enfant étoit
très-foible , & ſembloit plûtôt mort
que vif , qui néanmoins revint bientôt par le moyen du vin qu'on lui
ſouffla dans les narines & dans la
bouche , & par le même moyen du
vin chaud , dont on lui frotta tout
le corps auprès du feu.

Je trouve qu'il eſt à propos de
donner avis à toutes les Sages-femmes qui ont cette erreur & mauvaiſe
pratique de mettre l'arriere-faix ſur
le ventre de l'enfant , croyant que
par ſa chaleur naturelle, ou augmen-
tée artificiellement par le moyen du

vin chaud, de rappeller les efprits de l'enfant, fe trompent ; au contraire cette mauvaife pratique fert plûtôt à étouffer l'enfant qu'à lui donner la vie.

Il n'eft pas befoin d'en dire davantage pour en être perfuadé, vû que c'eft une vérité fondée fur la raifon & l'expérience.

---

## CHAPITRE XXXIX.

*D'un Accouchement que je fis, où l'enfant préfentoit le nombril, immédiatement après que les eaux furent percées, & fortoit hors du col & de l'orifice externe de la matrice.*

JE pourrois bien groffir mon Livre par quantité d'autres obfervations touchant les accouchemens que j'ai pratiqués; mais confidérant qu'ayant décrit les principaux, & la maniere dont je me fuis comporté, & les remedes convenables en femblables

rencontres, j'ai jugé à propos, pour
ne pas répéter plusieurs fois la même
chose, qui ne conduiroit qu'à une
même fin, qui est de tirer l'enfant
par les pieds. C'est pourquoi je fini-
rai ce Traité par cette Observation,
quoiqu'une semblable ait été décrite dans le Chapitre vingt-troisiéme
du présent Livre; mais à la différence que les eaux de la femme de
M. Rabelot Marchand Epicier, demeurant rue de la Mortellerie, où
je fus mandé le 25 Janvier de cette
présente année, n'étoient pas encore percées, & j'appris qu'il y avoit
trois jours qu'une perte de sang avoit
précedé, & continuoit toujours;
m'étant éclairci de toutes choses,
tant de la malade que de Madame
Pinguier sa Sage-femme, étant dans
la délibération de percer ses eaux à
cause de la perte de sang : mais la
sage nature d'elle-même les perça,
& l'ombilic (a) sortit dehors dans

(a) Quand l'enfant se présente par l'ombilic, il paroît à l'attouche-ment du doigt une tu-meur large, molle & ronde, & le cordon om-bilical se fait aussi sen-tir, l'enfant ayant la tête renversée en arriere, ce qui arrive ordinairement après l'écoulement des eaux, parce qu'alors l'u-

le même tems que ses eaux s'écou-
lerent, où dès l'instant même je le
repoussai au-dedans de la matrice,
avec toute la diligence possible je fus
chercher les pieds, & les tirai en
fort peu de tems dehors.

C'est pourquoi pour conclure ce
Chapitre & finir ce Traité de mes
Observations, je dirai que le Chirurgien-Accoucheur ou la Sage-femme, quelque diligence qu'ils puissent
apporter dans un semblable accou-

terus se contracte. Quelque effort que la femme fasse pour le pousser dehors, elle n'en peut venir à bout, ce qui fait qu'il y est en très-grand péril de sa vie, s'il n'est promptement secouru.

M. Mauriceau veut qu'ayant situé la femme, l'Accoucheur coule doucement sa main applatie vers le milieu de la poitrine de l'enfant qu'il repoussera en dedans pour le tourner; puis il glissera sa main par-dessous le ventre, jusqu'à ce qu'il ait trouvé les pieds de l'enfant, qu'il amenera au passage, pour le tirer dehors, comme il a été

dit. M. Deventer conseille de repousser avec la main le cordon, & de conduire la tête à l'orifice, si la matrice est droite : mais il faut opérer aussi-tôt que les eaux sont écoulées ; car l'enfant étant encore assez élevé, & le dos n'étant pas trop courbé, on peut passer la main derriere la tête de l'enfant, & l'amener insensiblement à l'orifice, autrement il faut prendre les pieds. Mais il y a différentes méthodes d'opérer, qui dépendent de la situation de l'enfant, & de l'état de la matrice.

chement, lorsqu'un enfant se présente par le nombril, on peut très-
assûrément faire son prognostic que
l'enfant est mort, comme je l'ai rou-
jours remarqué à de pareils accouchemens.

## CHAPITRE XL.

### Des qualités d'une bonne nourrice, & du lait.

APRE'S vous avoir entretenu
de ma pratique dans mes Observations, & après avoir fait connoître de quelle maniere je me suis
comporté dans tous les accouchemens que j'ai faits, tant naturels que
contre nature, j'ai jugé à propos de
dire quelque chose touchant le peu
de soin que les peres & meres ont à
faire l'élection des nourrices, & qui
est de très-grande importance, &
même de la derniere conséquence,
touchant la nourriture des enfans
nouveaux-nés. Car il me semble que
ce n'est point être mere, mais plûtôt
marâtre, de donner des pauvres in-

nocens, ou pour mieux dire les im-
moler comme des victimes à des
lionnes & à des tygresses, qui n'ont
autre but que leur intérêt particulier; ce qui sert bien souvent à perver-
tir les mœurs & le tempérament des
enfans, en sorte qu'ils semblent avoir
succé le vice avec le lait de la nourrice, tirant un aliment qui ne leur
est du tout point naturel ; & c'est à
cette occasion que les Lacédémo-
niens, de deux fils que Thomiste,
septiéme Roy, laissa en mourant,
élurent pour lui succéder le Prince
qui avoit été nourri par la Reine sa
mere, rejettant l'aîné pour avoir
été nourri par une femme étrangere, craignant qu'il n'eût été changé
en nourrice, &, comme on dit en
commun Proverbe, nourriture passe nature ; comme l'on peut voir
manifestement dans toutes les plantes, par ceux qui se mêlent de l'agri-
culture : car lorsqu'ils transplantent
un arbre ou une autre plante dans
une terre étrangere, ou qui ne lui
est pas familiere, ils font élection,
autant qu'il leur est possible, d'une
qui approche le plus de celle où ils

ont été élevés , afin qu'ils puissent produire d'aussi beaux & d'aussi bons fruits comme celle qui leur étoit naturelle. C'est pourquoi j'exhorte autant qu'il m'est possible , les peres & les meres , de faire une élection de l'avis de leur Médecin , afin qu'il puisse connoître si une nourrice est telle qu'il faut , tant pour le corps que pour les bonnes mœurs.

Je dirai donc , pour revenir aux bonnes qualités & choix des nourrices (*a*) , après tant de doctes & sçavans Médecins qui ont écrit sur cette matiere , que six choses sont à condérer. Premierement , sa lignée , sa

(*a*) Les qualités d'une nourrice sont essentielles à connoître. Les principales sont qu'elle soit robuste & forte , dont l'âge soit depuis 22 jusqu'à 30 ans , afin qu'elle puisse soutenir les veilles & les fatigues qu'elles a à essuyer ; qu'elle n'ait aucune incommodités héréditaires , qu'elle ne soit pas trop difficile sur le boire & sur le manger. Qu'elle soit exemte de forte passion ; qu'elle soit gaye & de bonne humeur ; qu'elle ne soit pas sujette à des écoulemens extraordinaires & fatiguans , comme pertes & fleurs blanches ; qu'elle n'ait pas de signes d'intempérie dans les sucs nourriciers. Telles sont la puanteur de l'haleine , les dents gâtées , &c.

Le lait le plus convenable est doux , blanc & un peu sucré. Il se trouve le plus souvent dans une femme d'un tempérament sanguin, & qui a les cheveux noirs.

parenté, son esprit, son lait & son enfant.

La premiere & principale chose qu'il faut considérer pour sa lignée, & sa parenté, il faut qu'elle soit engendrée d'une race bien saine, & qu'il n'y ait aucuns de ses parens, soit grand-pere, grand'merere, ni même aucans de ses ayeux, qui soient atteints de maladie d'esprit ou de corps.

Secondement, touchant sa personne & son âge, elle doit être choisie, selon les Auteurs, depuis 25 jusqu'à trente-cinq ans, c'est l'âge le plus tempéré & pour être plus vigoureuses, pour ce qu'elles abondent plus en sang, & par conséquent plus en lait.

Troisiémement, pour sa constitution du corps, elle doit être de médiocre taille, ni trop grande, ni trop petite, ni trop grasse, ni trop maigre, & ce qu'il y a de plus à considérer, qu'elle ne soit point contrefaite, ni louche, ni boiteuse, ni bossuë; mais qu'elle soit bien saine, & son visage vif & vermeil : & quand au poil, les brunes sont tenuës pour les meilleures , & qu'elle ait auſſi les dents bien blanches , & qu'il n'y en manque aucune ; car c'eſt une marque infaillible du vice , ou de la poitrine , ou du cerveau.

Quatriémement , qu'elle ait les mammelles ni trop groſſes ni trop petites , le mammellon qui eſt ſitué au milieu doit être élevé & non enfoncé , reſſemblant à une petite fraiſe , & bien vermeil , qu'il puiſſe bien exprimer le lait de facile trait.

Cinquiémement , elle doit être de bonnes mœurs , ſobre & point adonnée au vin , & ſurtout chaſte , parce que le Coït ( comme dit Gallien ) trouble le ſang , & par conſéquent le lait , & en diminuë la quantité , en provoquant les mois , il lui imprime auſſi mauvaiſe odeur , comme dit Ariſtote , d'autant qu'en tel acte on s'échauffe , & elle peut devenir groſſe.

En ſixiéme lieu , il faut obſerver l'enfant de la nourrice , il faut le faire développer pour conſidérer ſi elle eſt propre , & ſi elle eſt ſoigneuſe à le tenir comme il faut , car la propreté contribue beaucoup à l'embon-

point de l'enfant & à l'entretient de
fa fanté ; car fi vous voyez que fon
enfant fe porte bien, qu'il n'ait aucune tache ni rougeur, ou puftulle,
vous pourrez tirer un bon indice,
tant du foin de la nourrice, que de
la bonté de fon lait qui eft la derniere & la principale condition qu'elle
doit avoir, lequel doit être de moyenne fubftance, c'eft à-dire, ni trop
aqueux, ni trop épais ; car celui qui
eft trop aqueux & trop fluide peut
caufer le flux de ventre au nourrif-
fon, & n'eft pas de bonne nourriture, s'il eft trop gras, il fe caille facilement, & ne fe digere qu'avec peine à caufe des obftructions.

Poar la quantité il eft beaucoup
plus expédient que la nourrice en
aye plus que moins. A l'égard du
goût & de l'odeur, le bon lait ne
doit être d'aucun goût ni d'aucune
odeur qui foit forte, mais d'un goût
& fenteur douce & agréable, n'approchant point de l'échauffé ni du
pourri.

Mais pour le bien connoître en fa
fubftance, on en recevra quelques
gouttes fur une affiette bien nette,

que si en le penchant doucement il s'écoule trop tôt, ou bien qu'il ne puisse se tenir en ses bornes, c'est signe qu'il est trop gras & épais, & au contraire s'il coule tout doucement sans s'arrêter trop sur l'assiette, c'est signe qu'il est de moyenne substance, & doit être estimé & choisi pour le meilleur de tous.

## CHAPITRE XLI.

### *Quelles doivent être les qualités d'une Sage-femme.*

LES qualités qu'une véritable Sage-femme doit avoir pour se dignement acquitter de sa profession, sont plusieurs selon les Auteurs que nous pouvons néanmoins réduire à trois principaux chefs, sçavoir, à sa personne, à ses mœurs & à son esprit. Car premierement pour ce qui concerne sa personne, elle doit être d'un âge médiocre bien faite de son corps, ayant la taille avantageuse & bien disposée, en sorte qu'elle ne soit pas sujette à aucune maladie, étant propre & honnête, tant à sa personne qu'à ses habits, sans pourtant trop affecter, de sorte qu'il n'y ait rien qui la puisse empêcher dans son opération, ayant surtout les mains grêles, menuës, & les ongles bien rognées; de plus, elle doit être agréable dans sa conversation, laborieuse pour pouvoir plus aisément supporter la fatigue & le travail, & surtout accoutumée aux veilles, afin de les supporter avec moins de peine, lorsqu'il sera question de passer trois ou quatre nuits auprès d'une femme qui sera en travail d'enfant.

Pour ce qui regarde ses mœurs, elle doit être fort patiente, pour ne pas se rebuter, quoiqu'on lui dise & qu'on lui fasse; de plus elle doit être douce & affable, tant dans ses paroles, que dans sa maniere d'agir envers tout le monde sans prêter l'oreille à une infinité de discours superflus & inutiles que quantité de femmes lui pourroient avancer, & elle doit aussi être fort sobre & chaste dans toutes ses actions, point querelleuse ni emportée dans ses discours & ses paroles, ni arrogante, s'en faiſant trop à croire, & enfin elle ne doit pas être ſujette à l'intérêt, ni déclarer le ſecret à perſonne : car ſi l'avarice la commande, & la paſſion du gain, elle ſe verra bientôt précipitée dans un gouffre de toutes ſortes de vice, de lâchetez & de baſſeſſe, & ſi elle n'eſt ſecrette dans tout ce qu'elle fera, outre qu'on n'aura aucune confiance en ſes paroles, elle s'attirera la haine de tout le moude.

Pour ſon eſprit elle doit être prudente, aviſée, ſubtile & agréable dans toutes ſes paroles, tant pour déſennuyer la Compagnie & paſſer doucement le tems, que pour divertir l'eſprit de la malade, & adoucir en quelque maniere par ce moyen ſa peine & ſes douleurs.

Elle doit être auſſi fort retenuë & aviſée dans ſon prognoſtic, crainte de ne faire une profeſſion publique de ſon ignorance, ou de n'encourir le blâme de tous les aſſiſtans, ſe comportant dans ſon opération autrement qu'elle ne devoit faire, & tirant mal ſon indication touchant le prompt ou long accouchement. Elle doit auſſi prendre garde de ne ſe

point

point laiffer tromper en matiere de
douleurs, & de ne pas mettre une
femme en travail mal-à-propos &
fans raifonnement; car il arrive bien
fouvent des douleurs de coliques,
foit venteufes, foit bilieufes qui approchent de bien près celles d'un véritable travail, en forte que les plus
habiles y font quelquefois trompées,
& s'y laiffent furprendre; c'eft pour
quoi elle y prendra garde très-exactement, & principalement dans les
premieres couches, fi elle ne veut
paffer pour malhabile & peu verfée
en fon Art dans l'efprit du vulgaire.

Au contraire fi elle fe gouverne
avec prudence dans toutes les cir-
conftances que nous venons de décrire, elle fe fera eftimer & recher-
cher de tous, & elle s'acquerera parmi les perfonnes d'efprit une bonne
réputation.

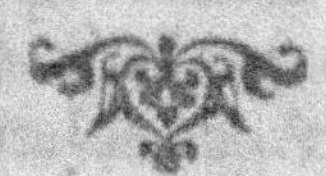

R

# CHAPITRE XLII.

## Des conditions requises à un Chirurgien-Accoucheur.

CE n'est pas sans raison si Galien & Celse ont exigé des conditions toutes particulieres, pour un homme qui prétendoit exercer l'Art de Chirurgie, combien à plus forte raison sont-elles requises pour ceux qui se disent Chirurgiens - Accoucheurs dans le tems où nous sommes, puisque de leur bonne ou mauvaise conduite, dépend bien souvent la vie ou la mort non-seulement de l'enfant, mais aussi de la mere : & si dans le Chapitre précédent, nous avons dit quelle devoit être une Sage-femme en sa personne, en ses mœurs & en son esprit, il est très-constant que nous sommes en quelque maniere beaucoup plus obligés de décrire les qualités d'un véritable Chirurgien - Accoucheur, puisque l'emploi qu'il exerce l'éleve en quelque maniere au dessus du commun.

Car si on a donné le nom de Sage-
femmes à celles qui se mêlent de cet
exercice, sans doute les Chirurgiens-
Accoucheurs qui sont bien souvent
leur unique refuge, mériteroient
quelque chose de plus que je passerai néanmoins sous silence, crainte
qu'étant de cette profession on ne
m'accusât d'avoir été l'Auteur du
nom panégirique.

C'est pourquoi pour passer aux
conditions qui leur sont nécessaires,
je me contenterai de dire que leur emploi même leur peut servir de louan-
ge, s'ils s'en acquittent dignement.
Les conditions donc qui sont nécessaires pour un Chirurgien-Accoucheur, sont, premierement qu'il soit
bien fait de sa personne, d'un âge
médiocre, tant pour avoir l'expérience requise à son Art, que pour
pouvoir plus aisément supporter toutes les peines & fatigues qu'il doit
bien souvent avoir & essuyer dans
les opérations. Il doit être ambi-dex-
tre pour pouvoir également opérer
de toutes les mains qu'il doit avoir
longues, grêles, & les ongles cou-
pés, crainte de blesser la matrice

lors de son opération. Il doit être
propre dans ses habits, mais toute-
fois vêtu modestement, & non en
fanfaron, afin que rien ne l'empêche
dans l'opération : de plus, il doit
être vertueux, prudent, sage & avi-
sé, & homme de bon sens, pour in-
venter des moyens sur le champ, &
pour faire changer de figure à l'enfant, lorsque sa présentation sera
contre nature, il doit de plus être
doux dans ses paroles, & agréable dans sa conversation, afin de
réjouir la malade & de l'encourager dans le fort de ses douleurs, la
traitant doucement, & lui faisant
connoître qu'elle sera bientôt à la
fin de ses peines, & qu'il n'est pas venu là à autre dessein que pour la soulager, mais surtout il doit être prudent & discret : prudent à dresser
son prognostic & à prévoir ce qui
doit arriver, de peur de n'encourir
le blâme des assistans. Il doit être discret, & ne point révéler le secret
qu'on lui aura confié, & nous
pourrions ajouter ici qu'il doit parfaitement sçavoir l'Anatomie, de
peur de se tromper dans toutes les

opérations qu'il aura à faire; comme à extraire l'arriere-faix, à percer le fondement s'il ne l'est pas, à couper le filet de la langue, & faire autres opérations semblables. En un mot il doit être patient pour ne pas se rebuter, humain & charitable, surtout envers les pauvres, & n'agir pas dans son travail pour le lucre & son intérêt propre, mais, comme dit l'Apôtre, pour l'honneur & la gloire de Dieu, & pour conserver sa réputation parmi le monde.

# LIVRE TROISIE'ME.

*Des principales maladies qui arri-
vent journellement aux femmes
& aux filles*

## CHAPITRE PREMIER.

*De la suppression des mois.*

QUOIQUE les maladies des femmes dont j'entreprend de traiter dans ce dernier Livre, ne soit pas du fait de la Chirurgie, mais appartient à la Médecine, néanmoins j'ajouterai ce petit Traité à mon Ouvrage ; & pour commencer, je dis que c'est une chose constante parmi les Philosophes, que tout ce qui est fait & produit dans la nature, est fait de quelque matiere précédente qui lui tient lieu de principe & de cause matérielle.

*Principes de la géné-ration.* C'est pourquoi les Médecins ont établi deux principes matériels de la

génération de tous les animaux, &
principalement de l'homme; sçavoir
la semence & le sang menstruel dont
toutes les parties de notre corps sont
formées, tant les spermatiques que
les sanguines, car toutes les parties
solides sont faites de la semence, &
les parties charnuës du sang de la mere qui affluë après la conception : &
c'est à cette occasion que la nature a
fait les femelles plus froides que les
mâles, afin qu'elles abondassent en
sang superflu, qui peut être converti
en la substance des parties charnuës du
fœtus dans la génération, d'où vient
que ce sang superflu est inutile à celles qui ne sont pas grosses. La nature
a tâché autant qu'il lui est possible de
s'en décharger, comme d'un excrément inutile une fois tous les mois,
qui est cette évacuation que nous appellons flux menstruel, qui venant à
être supprimé sans occasion légitime,
cause une infinité de maladies &
symptômes très-fâcheux.

C'est pourquoi ayant dessein d'a-
jouter à mon livre la pratique des
maladies qui sont les plus fréquentes
& ordinaires aux femmes, sans m'ar-

R iv

rêter à toutes, j'ai crû ne pouvoir mieux commencer que par la suppression des mois, puisque la plus grande partie des maladies qui attaquent les femmes y prennent leur origine.

Nous dirons donc que la suppression des mois arrive lorsque l'évacuation du sang menstruel, & qui a coutume d'arriver tous les mois, vient à être supprimé à une femme d'un âge compétent qui n'est ni grosse, ni nourrice.

*Cause.* Les causes de la suppression des mois se tirent ou du côté du sang, ou du côté de la matrice.

Du côté du sang, la suppression arrive lorsqu'il est en petite quantité, ou est trop gras, visqueux, soit que cela vienne par un trop long usage d'alimens grossiers & terrestres, ou par le mélange de quelque humeur grossiere & visqueuse, capables de faire des obstructions dans la matrice.

Du côté de la matrice, la suppression arrive, si elle est attaquée d'intemperie froide, avec quelque humeur pituiteuse capable de causer

quelques obstructions notables en
ses vaisseaux, ou lorsqu'elle est mal
conformée, soit que cela vienne naturellement ou par quelque ulcere,
ou cicatrice notable ; comme aussi
cette supression peut provenir de
quelques causes externes, comme d'u-
ne trop grande froideur de lait ou de
l'eau, d'un trop grand usage d'alimens astringens, & un trop long repos, ou par quelque perte de sang ou
évacuation immodérée qui aura précédé, comme aussi par une trop
grande crainte & tristesse, qui reti-
rant le sang vers les parties internes,
laisse les vaisseaux de la matrice vui-
des.

Les symptômes qui accompagnent *Diagnos-*
ordinairement la suppression des tic.
mois sont la pésanteur des membres
& de tout le corps, avec des lassitudes, fievre lente, mauvaise couleur,
dégoût, vomissement, appétit des
choses contre nature, vertiges, mal
de cœur, douleur de tête, mélancholie & autres semblables.

Pour ce qui regarde le prognostic Prognos-
qu'on peut tirer de cette incommo- tic.
dité, il est très-constant que la suppression des mois, si elle est invété-

rée , peut caufer une hydropifie en étouffant la chaleur naturelle dans fa fource , fi elle arrive par quelque cicatrice , ulcere ou obftruction invétérée , la curation en eft beaucoup plus difficile , prenant garde néanmoins de ne pas provoquer les mois à des femmes qui nourriffent ou qui travaillent beaucoup , celles qui vivent fobrement , ou qui relevent de quelque maladie longue , comme aufli celles qui font trop jeunes ou trop avancées dans l'âge.

*Curation.* La curation de cette maladie (a)

(a) Dans la cure de cette maladie comme dans toute autre , il faut avoir égard aux caufes qui la produifent ; & comme il y en a beaucoup dans celles-ci qui dépendent d'autres maladies, nous y renvoyons ne pouvant point entrer dans ce détail , non plus que dans les caufes qui produifent la fuppreffion des mois , en tariffant la matiere des menftrues par d'autres évacuations, comme fleurs blanches , dévoyement , fueurs exceffives , faignées fréquentes , purgations , maladies longues , &c. Les caufes les plus ordinaires viennent du vice de la matrice , qui eft d'un tiffu trop compacte & trop ferré pour admettre la matiere des regles , ou qui eft d'un tiffu relâché , & qui admet les liqueurs , mais ne fait point jour au fang qui ne fçauroit furmonter fa réfiftance.

Les indications qui fe préfentent alors , c'eft d'humecter & relâcher le tiffu trop denfe de la matrice , augmenter la force du fang , qui ira heurter plus fortement pour fe faire un paffage, & agacer un peu la matrice par quelques fecours fubits.

doit être diverse felon les caufes qui la produifent, car fi la fuppreffion arrive par une trop grande abondance de fang ou par des obftructions des vaiffeaux, la premiere chofe qu'on doit faire après avoir rendu les premieres voyes libres par un lavement, c'eft de faigner la malade premierement du bras, de peur que fi on commençoit par la faignée du pied, l'on n'augmentât davantage les obftructions de la matrice, en attirant tout-à-coup le fang aux parties inférieures; enfuite on fera la faignée du pied, qui bien fouvent fuffit pour la curation de cette maladie. Si le corps eft cacochime, on pourra la purger avec une infufion de deux ou trois gros de fenné & d'un gros de crême tartre dans une décoction faite avec la racine de chien-

On remplira ces indications par la faignée du bras, furtout dans une grande pléthore, par les bains ou demi bains, par les fomentations émollientes, par les vapeurs des plantes émollientes reçûes dans le vagin, par les injections émollientes faites dans cette partie.

Quand on a ramolli & relâché les parties, on donne par degrés les apéritifs, les atténuans, les emménagogues, on fait faigner du pied, on purge & on agace en donnant quelque mouvement au fang, &c.

dent, de perſil & de garence, ajoutant dans la colature une once de ſirop de fleurs de pêcher avec une demie once de caſſe mondée.

Après quoi on pourra ſe ſervir de
quelques remedes particuliers & ſpé-
cifiques comme ceux que je vais décrire, entre leſquels l'eau d'armoiſe
donnée à la quantité de ſix onces
pendant trois ou quatre jours de
ſuite le matin avec un peu de ſucre
avec un ſcrupule de ſaffran, provo-
que les mois, ainſi que la conſerve
des fleurs de ſoucy ; & ſi ces remedes
ſont inutiles, on pourra préparer l'o-
piate ſuivante qui m'a reuſſi pluſieurs fois.

Prenez conſerve de ſoucy & d'armoiſe, de chacune une once & demie ; acier préparé, ou *crocus Mar-
tis* apérif, demie once ; ſel de tama-
ris & d'abſynthe, de chacun un gros ;
crême de tartre, un gros & demi :
vous mêlerez le tout enſemble, une
ſuffiſante quantité de ſirop d'armoiſe & de capillaire, & en ferez opiate, dont la doſe ſera depuis un demi gros juſqu'à un gros & demi pendant cinq ou ſix jours à jeun ; l'eſ-

prit de vitriol ou de souphre est fort bon pour cet effet pris dans un bouillon jusqu'à huit ou neuf gouttes, ainsi que quelques grains de tartre vitriolé, avec quelque conserve convenable.

Après avoir parlé de la suppression des mois, il faut traiter de leur excès & trop grande abondance.

## CHAPITRE II.

### *Du flux menstruel immoderé.*

COMME la nature se trouve beaucoup soulagée, lorsqu'elle peut se décharger dans le tems qu'il faut & à propos des excrémens superflus & inutiles, de même elle se trouve beaucoup incommodée & affoiblie, si les évacuations sont immodérées & hors de tems, comme nous pouvons voir manifestement par l'évacuation périodique (a) des femmes, qui étant

(a) Pour bien entendre le flux immodéré des menstrues, il faut se souvenir que l'écoulement périodique des mois dépend d'une congestion aussi périodique faite par la compression des couloirs sur les veines de la matrop grande, ou faite dans le tems qu'il ne faut pas, elle débilite extrêmement les forces, & cause quantité d'accidens dangereux auxquels on est bien souvent obligé de recourir, pour ne pas laisser tomber la femme dans de grandes maladies, comme sont l'hydropisie, la cachéxie, & autres semblables.

Causes. La cause du flux menstruel (*b*) imtrice dans toute leur distribution entortillée; les veines comprimées retardent la circulation, & compriment réciproquement les couloirs. Le gonflement poussé à un certain point dans les veines & dans les couloirs, oblige le sang contenu dans les premieres de s'échapper par des appendices qui sortent de leurs côtes, & le suc des couloirs de se mêler dans la matrice avec ce sang veineux. D'où l'on voit que pour que ces orifices s'ouvrent, il faut que les vaisseaux se remplissent de sang & se dilatent, & que les couloirs se gonflent pour comprimer le sang des veines, & rallentir son mouvement.

(*b*) Les Anciens comptoient trois causes des regles immodérées, sçavoir les déchirures ou crevasses, les rongeures ou échancrures par exulcération, les suintemens ou transudation. La derniere de ces trois causes ne produisant que de la lymphe, elle ne doit pas être au nombre des causes des menstrues. D'ailleurs il y a une infinité de cas où il n'y a ni déchirure ni échancrure.

Ce qui constitue ordinairement les regles immodérées, sont les nourritures abondantes & succulentes, les liqueurs spiritueuses, les passions violentes, les exercices immodérés, le coit trop fréquent, les couches réitérées, les avortemens, &c.

modéré, de même que de toute autre sorte d'hémorrhagie, est, ou la trop grande dilatation des extrêmités des vaisseaux qu'on appelle anastomose, ou la trop grande subtilité du sang qui passe facilement à travers des tuniques des veines qu'on appelle *diapedese* ou *transcolation*, ou par la trop grande quantité de sang, ou enfin par l'ouverture & déchirement de quelques vaisseaux dans la matrice par quelque chûte, coup, effort violent & autres causes externes, comme nous avons fait voir assez amplement dans nos Observations, en parlant de la perte de sang par la matrice dans les couches.

Le diagnostic de cette maladie est Diagnostic. assez facile, car elle se connoît d'elle-même, & par le seul recit de la maladie; mais si le sang vient en grande abondance, c'est sans doute par anastomose ou par rupture de quelques vaisseaux : au contraire s'il sort en petite quantité & par diverses reprises, le flux arrive par diapedese.

Pour ce qui regarde le prognostic, Prognostic. il est très-constant que toute

sorte d'hémorrhagie longue & copieuse est très-dangereuse , principalement lorsque les forces sont fort
abbattuës , & qu'elle est accompagnée de fâcheux accidens, comme syncope , convulsions & autres semblables, qui causent bien souvent la mort
auparavant qu'on y puisse remédier.

Cure.

C'est pourquoi il ne faut pas la négliger , & principalement lorsqu'elle
arrive par la matrice ; mais nous y
devons apporter les remedes les plus
prompts & les meilleurs. Il faut 1°.
saigner la malade du bras pour faire
révulsion à diverses reprises, & tirer
du sang en grande quantité si les forces le peuvent permettre ; car on a
vû bien souvent des pertes de sang
arrétées par ce moyen qu'on n'avoit
pû arrêter par aucun autre remede.
Ensuite on pourra faire des frictions
& des ligatures (c) vers les parties , &

---

(c) Les Anciens fai-
soient de fortes ligatu-
res pour gêner la circu-
lation , mais de tels
moyens faisoient tout le
contraire dans l'inté-
rieur , & procuroient
l'engorgement dans la
matrice : les ventouses
n'étoient pas plus salu-
taires , par le mauvais
effet que produit la dou-
leur dans cette occasion.
Il n'y a pas de meilleur
remede que la saignée
jointe à un régime exact
& accompagnée de quel-
ques autres remedes. Il

même

même appliquer des ventouses seches pour faire révulsion, & principalement aux mammelles ou auprès, comme Hyppocrate recommande dans ses Aphorismes, quand il dit : *mulieri si placet menstrua sistere cucurbitulam quam magnam ad mammas appone,* pourvû qu'il n'arrive point de difficulté de respiration ; car pour lors il faudroit ôter les ventouses ; ensuite de quoi il faudra tâcher d'ôter toutes les impuretés du corps par le moyen de la purgation qu'on réitérera une fois ou deux la semaine ; car bien souvent après avoir évacué les humeurs bilieuses & séreuses qui rendent le sang fluide, l'hémorrhagie s'arrête d'elle-même sans autre remede. Si par le moyen de ces remedes le sang ne s'arrête pas, on aura recours à quelque autre particulier

ne faut qu'une nourriture legere qui fournisse peu de sang, mais un sang doux & épais : le bouillon sera fait avec un poulet & un jarret de veau ; la tisanne sera faite avec la graine de lin. La malade doit bien se garder d'être debout, il faut qu'elle garde une situation horisontale, & ne point se lever sur son séant : si ces remedes n'ont point d'effet, on en employe de plus forts : tels sont les sucs épurés de plantes astringentes, les décoctions, les opiates, les bols, &c.

qui puisse épaissir & incrasser le sang, ou par sa froideur en tempérer son acrimonie, comme sont quelques juleps raffraîchissans, émulsion & autres remedes, comme nous avons dit au livre précédent, entre lesquels le suc de plantin fraîchement tiré de la plante & donné au poids de quatre onces pendant quelques jours de suite fait des merveilles; comme aussi le lait dans lequel on aura éteint plusieurs fois un carreau d'acier donné par plusieurs jours de suite, est un souverain remede dans cette occasion. Le suivant est infaillible: il faut prendre un pain d'une livre ou deux fait avec farine d'orge, de ris, & l'amidon qu'on fera tremper dans six livres d'eau ferrée, y ajoutant une livre de suc de plantin & une demie poignée de roses de Provins seches, pourvû que la malade ne soit pas sujette aux suffocations de matrice, auquel cas on retrancheroit les roses; deux onces de racine de grande consoude fraîche & concassée, une manipule de queuë de cheval, pulpes de poires sauvages & de coing, de chacun deux onces avec deux poi-

*Remede infaillible.*

gnées de pourpier & une once de
bol d'Arménie, & demi-once de fleurs
de grenade & des trois fantaux : on
diftile le tout dans un alembic à
petit feu. On pourra prendre de cette
eau trois onces, avec demi-once de
firop de pourpier & de rofes feches.

On pourra auffi fe fervir de peffaire aftringent (*d*) avec le fuc de
plantin, de renouée, de chacun deux
onces ; poudre de trochifque & d'a-
cacia, de chacun une dragme : vous
mêlerez le tout enfemble avec un
blanc d'œuf, & vous en ferez un
peffaire avec un linge bien délié que
vous introduirez dans la matrice
bien avant.

Enfin on obfervera que les eaux
vitriolées & d'acier font très-effica-
ces dans ce cas, auffi bien que la teinture de rofes.

(*d* Les peffaires qu'on met en ufage dans ces occafions ne font bons qu'à empêcher le fang de fortir de la matrice, & à l'y faire féjourner ; c'eft pourquoi cette pratique dangereufe eft abolie aujourd'hui.

# CHAPITRE III.

## *Des fleurs blanches, qu'on appelle perte en blanc.*

PAR les fleurs blanches nous entendons une perte longue & continuelle, ou qui vient à diverses reprises par la matrice, de diverses couleurs, selon le différent mélange des excremens & humeurs qui s'y déchargent.

*Différence.* La perte est blanche, si les excremens sont pituiteux, jaunes ou verdâtres ; si les excremens sont bilieux, & s'il y a du sang mêlé, elle paroît sanglante ; si c'est quelque suc mélancholique, elle paroît noirâtre, & quelquefois aussi extrêmement puante & accompagnée de pourriture.

*Cause.* Cette maladie arrive (a) ordinai-

(a) Comme il y a deux sortes de vaisseaux qui fournissent la matiere des fleurs blanches, il y a aussi deux especes de cet écoulement : la premiere est blanche, l'autre est purement lymphatique ou séreuse, & le mélange de ces deux humeurs produit un grand nombre de sortes de rement, ou par intempérie générale de tout le corps, ou de quelque partie, ou de la matrice, ou par quelque mauvais régime de vie qui a précédé ; car la source du mal ne vient pas toujours de la matrice, quoique la nature se décharge ordinairement par cette voye.

Les signes qui ont coutume d'accompagner cette sorte de perte sont plusieurs, comme lassitude de tout le corps, difficulté de respirer, dégoût des alimens, pâleur du visage, enflure des pieds, & un écoulement perpétuel par la matrice ; ce qui rend les femmes déplaisantes aux hommes, outre les incommodités qui ont coutume de s'ensuivre ; car elle les rend bien souvent stériles, & même

Diagnostic.

fleurs blanches. Tout ce qui peut faire décharger dans la matrice les couloirs ou les vaisseaux lymphatiques, peut être cause des fleurs blanches : telles sont d'une part l'abondance de l'humeur laiteuse, la ténuité ou le trop grand épaississement de ce suc, le relâchement des orifices des couloirs, &c. de l'autre part, la circulation interrompue ou retardée dans les vaisseaux lymphatiques. Cet engorgement fait prendre à la lympho une direction latérale, & s'échappe à travers les tuniques. Il est aisé par-là d'expliquer toutes les différentes causes qui produisent cet écoulement contre nature.

hectiques ; elle peut auſſi cauſer une
hydropiſie, une deſcente de matrice, ou des ulceres dans cette partie,
& autres ſymptômes ſemblables.

**Différen-
ce.**
Elle differe de la gonorrhée, parce que la gonorrhée ne flue pas con-
tinuellement, mais par diverſes re-
priſes, à moins qu'elle ne ſoit virulente, qui ordinairement eſt accompagnée de douleurs & de puanteur.
D'ailleurs la gonorrhée virulente
n'arrive qu'à celles qui ont eû affaire à quelque perſonne déja infecté
du mal vénérien.

**Prognoſ-
tic.**
En un mot ce flux eſt bien ſouvent ſalutaire (b) à celles qui l'ont,
comme l'expérience nous l'a fait
voir, car venant à être ſupprimé à
des corps cachochiſmes, il cauſe pluſieurs incommodités, comme tumeurs, ulceres dans la matrice, &c.

**Curation.**
Pour ce qui eſt de la curation, (c)

(b) Ce flux en général
eſt une maladie facheuſe,
mal-propre, & ſouvent
ſuivie d'accidens, com-
me chûte de matrice,
hydropiſie, ſchirre, ul-
cère, cancer, fiévre,
conſomption. Quand l'é-
coulement eſt blanc, il
eſt moins difficile à guérir que quand il eſt ſé-
reux.

(c) La curation de cet-
te maladie dépend de la
connoiſſance de la cauſe.
Quand l'humeur blan-
che eſt trop abondante
& épaiſſe, la malade

il est constant que c'est une maladie
très-difficile à guérir, parce que la
matrice est comme l'égoût & le cloaque de tout le corps ; c'est pourquoi
la nature l'a mise au plus bas lieu pour
recevoir les immondices qui causent
souvent des ulceres, ce qui retarde
la guérison, & même rend cette perte incurable.

C'est pourquoi sans perdre de tems,

s'abstiendra d'alimens trop succulens, & fera de l'exercice. On pourra la faire saigner du bras, & la purger : elle prendra des lavemens, elle fera usage des diurétiques & des diaphorétiques. La fluidité trop grande se corrige en donnant plus de consistance aux humeurs, comme par la crème de ris, le gruau, le lait d'anesse ou de chevre, la tisanne de racine de guimauve ou de grande consoude, où l'on ajoute le syrop de limons ; on employe les absorbans & les astringens legers.

Le relâchement des orifices des couloirs se corrige par les bains, les eaux thermales, les vulneraires astingens, les baumes de Copahu, de la Mecque, les bois astringens &c.

L'écoulement séreux, s'il est produit par relâchement de la matrice, sera guéri par les desséchans, les vulnéraires, les astringens & autres remedes contre les relâchemens de cette partie.

Si c'est par l'obstruction des glandes ou d'autres parties, on employera la saignée, les purgations légeres, les vomitifs modérés, les bouillons d'herbes rafraîchissantes, avec poulet, écrevisses &c. tisanne de grande consoude, bains, petit lait ferré, eaux minérales ferrugineuses, préparations mercurielles &c.

on commencera par la purgation des
humeurs peccantes & superfluë,
avec les tamarins, le séné & la casse,
y ajoutant un peu de rhubarbe, &
après la purgation on pourra se servir de remedes apéritifs, diurétiques, comme aussi de frictions, &
faire user à la malade pendant une
quinzaine de jours de la décoction
de salsepareille pour sa boisson ordinaire ; après quoi on pourra la re-
purger & se servir ensuite de quelques remedes astringens, ayant auparavant fait quelques injections
dans la matrice pour déterger avec
le petit lait, ou la décoction d'orge
& le miel rosat, lesquels ayant précédé, on pourra se servir des suivantes faites avec la décoction de liere,
de pervenche, de balaustes, roses de
Provins, & si on veut les rendre
plus efficaces, on y ajoutera un peu
de trochisques d'Alchekenge & de
Carabbé, qui est un secret particulier.

# CHAPITRE IV.

## *Des pâles couleurs qui arrivent aux femmes & aux filles.*

LES pâles couleurs sont une maladie propre aux femmes & aux filles, provenant des obstructions du foye, de la rate, du mesentere, & principalement des veines de la matrice.

Les causes (a) qui produisent ces obstructions sont pour l'ordinaire des humeurs crasses & visqueuses engendrées par un mauvais régime de vie & quantité de crudités provenans d'alimens de difficile coction, comme sont les légumes & toute sorte de fruits qui ne sont pas bien mûrs,

Causes.

(a) La cause prochaine des pâles couleurs est l'engorgement de la matrice, produit par la grande quantité de sang que la cessation des regles a accumulé. Cette pléthore empêche le sang qui devroit enfiler les arteres utérines, & l'oblige à se détourner, & aller gêner & embarrasser les parties même éloignées. De-là les pesanteurs, les douleurs sourdes dans les cuisses, l'engourdissement dans les muscles des jambes, la paresse du ventre, la tension dans les intestins, le dérangement de l'estomach, &c.

comme auſſi par un long uſage d'eau froide & glaciale, & autres choſes ſemblables que les filles & les femmes appetent bien ſouvent ſans modération. Par-là la chaleur naturelle des parties étant preſque étouffée, il ſe fait un grand amas de crudités, d'où s'enſuit une cacochimie univerſelle.

Symptômes.

On pourra facilement connoître cette maladie par les ſymptômes qui l'accompagnent, premierement par la couleur blême, & quelquefois plombée du viſage & de tout le corps. Secondement, par la tumeur du viſage, principalement après le ſommeil, comme auſſi par l'enflure des jambes & des pieds. Troiſiémement, par la péſanteur de tout le corps & laſſitude de tous les membres, & principalement des jambes, à cauſe des humeurs qui y ſont retenuës. Quatriémement par la difficulté de la reſpiration, principalement lorſqu'elles montent des lieux élevés, & autres mouvemens. Cinquiémement, par une grande palpitation & pulſation des arteres des tempes, & par une douleur de tête qui les afflige ordinairement. Sixiémement, elles ont le poulx fort vîte & fréquent ; enfin un dégoût général des bons alimens, & un appétit déréglé des choses contre nature, comme de charbon, de plâtre, cire d'Espagne, & autres choses semblables.

Quant au prognostic, cette maladie pour l'ordinaire n'est pas des plus dangereuses, mais elle dure très-longtems. Il ne la faut pas néanmoins négliger, de peur que si elle devient invétérée, elle n'en produise d'autres qui soient pires & de plus difficile curation, comme tumeurs scirrheuses, hydropisie & autres semblables qui accompagnent les malades jusqu'à la mort.

On guérira cette maladie par le débouchement des obstructions, *(b)*

*Prognostic.*

*Cure.*

*(b)* La curation des pâles couleurs s'accomplira en emportant les obstacles qui s'opposent à l'éruption des regles : ainsi l'on doit avoir en vûe de lever l'obstruction de la matrice, & relâcher le tissu de ce viscere par les bains, par les fomentations émollientes faites sur le bas-ventre, par les injections, par la saignée, par les purgations légeres & reitérées.

Ensuite on augmentera l'impulsion du sang en accélérant son mouvement par des bouillons & des apozèmes apéritifs, ausquels on ajoutera les cloportes, le borax, l'arcanum dupli-

par l'évacuation , & en corrigeant
l'intempérie des visceres. C'est pourquoi on pourra se servir de remedes
à peu près semblables à ceux dont
nous avons parlé dans la suppression
des mois, commençant par une légere purgation qui sera précédée
d'un lavement.

Ensuite on pourra passer à la saignée, commençant par celle du bras
avant que de venir à celle du pied,
de peur d'augmenter les obstructions;
& après avoir fait la saignée du pied,
on pourra préparer quelque prise d'a-
pozême qu'on fera prendre à la malade quelques jours de suite, & la
purger encore une fois de la maniere
que nous avons dit en parlant des
mois supprimés.

Ensuite on lui fera prendre le
bain pendant sept ou huit jours, dans
lequel on fera bouillir des racines
de lys , d'énula campana , de Brione,
de feuilles de mauve , de violettes ,
de matricaire & de melisse , afin de

catum , le tartre vitrio-
lé , le tartre chalibé ;
on pourra aussi faire usa-
ge du petit lait chalibé, des eaux minérales ferrugineuses , des bois apé-
ritifs & fondans.

mieux ouvrir les obstructions : après quoi on pourra faire user à la malade pendant quelque tems de l'eau préparée avec la limaille d'acier, & lui en faire prendre en substance en forme d'opiate, avec quelques grains de tartre vitriolé, y ajoutant quelque peu d'extrait de sabine qui est merveilleux dans cette occasion.

En dernier lieu si la maladie ne cede pas, on pourra ouvrir un cautere à la jambe, ou bien si c'est une fille ou veuve, on lui conseillera de prendre un mari, qui est, selon plusieurs Auteurs, le dernier remede.

---

## CHAPITRE V.

### *De la mélancholie* ab utero.

LA mélancholie *ab utero* est celle qui provient de la matrice. Elle attaque principalement les filles & veuves. Elle ne diffère gueres de la mélancholie hypochondriaque, & à proprement parler, c'en est une espece ; elle est différente selon les diverses personnes qui en sont atta-

Différen-ce.

quées ; car à quelqu'unes elle est fort legere, & n'est accompagnée que de quelques larmes & soupirs, à d'autres elle passe dans la derniere extrêmité & les jette dans un délire, dans des fureurs, & même quelquefois dans un dernier désespoir.

Cause.      La cause (*a*) de cette maladie provient presque toujours de la suppression des mois, principalement à celles qui sont fort tristes & mélancholiques de leur tempérament, auxquelles si une fois ce sang retenu contre l'intention de la nature vient à s'échauffer, & à prendre feu, il les jette quelquefois dans une manie & mélancholie effroyable, avec gran-

Diagnostic.

(*a*) Comme cette maladie ne vient que de la suppression des mois, nous renvoyons à cet article pour connoître les moyens de guérir cette maladie. Mais si la matrice s'échauffe & s'irrite, la maladie dégenere en fureur utérine, comme il arrive quand l'uterus est dans une espece de phlogose, car alors les fibres tenduës sont en état de recevoir toute sorte d'impres-sion. Comme la fureur utérine est produite par l'activité & l'âcreté des humeurs trop abondantes, on aura recours aux saignées, aux purgations, aux lavemens émolliens & raffraichis-sans, aux décoctions de racines de nymphea, de guimauve, de feuilles de pourpier, aux bains, aux fomentations ; aux injections tempérantes, aux potions narcotiques, &c.

de palpitation de cœur, pulfation
d'arteres & autres fymptômes qui
ont coutume d'accompagner la mélancholie hypochondriaque; de plus,
elles fentent une grande chaleur
dans leurs entrailles, & principalement du côté gauche. Elles ont le
ventre fort ferré, & les urines font
fort âcres & jaunes. Elles ont les
fens tout affoupis avec un abbatte-
ment d'efprits effroyable. Leur refpi-
ration eft fort difficile, & leur fom-
meil interrompu par une infinité de
terreurs & fonges effroyables, & le
mal augmentant, elles craignent
tout, la moindre chofe leur eft fuf-
pecte, elles viennent dans un ennui
& dégoût fi grand de toutes chofes,
que tout leur déplaît, en forte qu'elles ont bien de la peine à fe pouvoir fupporter elles-mêmes; tous les
plaifirs les plus innocens paffent dans
leurs efprits pour d'exécrables crimes, & les portent fouvent dans le
défefpoir.

Quant au prognoftic, la maladie
n'eft pas ordinairement mortelle, mais
elle a coutume d'être longue comme la mélancholie hypochondria-

que, quoique bien souvent les malades en reviennent par la force des remedes, elle recommence quelque tems après avec d'aussi fâcheux symptômes, à moins que les purgations menstruelles ne surviennent, ou quelquefois les hémorrhoïdes.

*Cure.* La premiere chose qu'il y a à faire est d'ouvrir les obstructions. Pour cet effet, après avoir fait prendre un lavement à la malade, on la purgera avec une infusion de trois gros de séné & un gros de crême de tartre, dans laquelle on dissoudra une once & demi de sirop de pomme composé, à laquelle on pourra ajouter une dragme de confection d'Alkermes pour fortifier, & deux jours après on saignera la malade du bras & ensuite du pied, pour tâcher de provoquer les mois; puis on repurgera encore une fois, & on lui fera prendre le bain pendant dix ou douze jours, lui faisant prendre dans le bain un verre de lait clair corrigé avec la fumeterre & le sirop violat, & après que les bains seront achevés, on la repurgera & on lui fera user de quelque eau minérale vitriolique & ferrugineuse.

*Remede pour la mélancholie.*

ferrugineufe. On pourra lui tenir le ventre libre par l'ufage de quelques pillules qui puiffent ouvrir les obftructions & purger la mélancholie.

## CHAPITRE VI.

### *De la Paffion hyftérique.*

LES paffions hyftériques arrivent prefque toujours par le vice de la femence ou des mois retenus, ou par quelque amas d'autres humeurs peccantes retenuës dans la matrice. Ces trois chofes venant à être altérées contre nature, produifent une infinité de fimptômes, qu'on appelle ordinairement de mere, qui ne font pourtant pas dans le dernier excès, comme il arrive à la fuffocation de matrice.

Quelques-uns ajoutent une quatriéme caufe qu'ils tirent du mouvement & de l'agitation de la matrice vers les parties fupérieures, laquelle venant à preffer l'eftomach, le diaphragme & les autres parties de la génération, caufe une difficulté de ref-

T

pirer. Cette cause ( *a* ) passe néanmoins pour imaginaire dans l'esprit
de la plûpart des Auteurs qui ont
écrit de cette matiere, disant qu'il
est tout-à-fait impossible que la matrice sorte de sa place pour aller courir ailleurs ; mais que cela arrive par
des vapeurs crasses & épaisses qui s'é-
levent des matieres corrompuës &
retenuës dans la matrice, qui causent des douleurs de tête, des étouf-
femens, des oppressemens, des maux
de cœur & autres semblables accidens qui paroissent plus ou moins
grands, selon que les matieres qui
les produisent ( *b* ) pêchent plus en

(*a*) Une seule partie irritée peut mettre un grand nombre d'autres parties en mouvement, comme cela arrive tous les jours dans le vomissement : de même une irritation faite à la matrice peut mettre en contraction les muscles du larynx, du pharynx, de la langue, du diaphragme, les intestins, &c. ces mouvemens s'appellent sympathiques, parce que leur cause n'est pas dans la partie même : la matrice irritée pousse au cerveau les esprits avec force, qui se réflechissent selon le mouvement plus ou moins grand qui leur a été imprimé.

(*b*) Les causes ordinaires de la passion hystérique ont leur siége dans la matrice même. La trop grande plénitude de cette partie, le gonflement, une humeur irritante qui picotte son tissu, une semence âcre qui chatoüille trop vivement ce viscere, & autres indispositions, quantité ou en qualité, mais parce.

font la plûpart des causes prochaines de cette maladie, sans compter des causes éloignées, comme la suppression des regles, la rétention des vuidanges, les fleurs blanches, &c.

Chacun connoît que dans de pareilles cures il ne faut pas avoir égard aux symptômes, & que ces signes disparoitront dans les parties éloignées, quand les causes seront détruites. Pendant le paroxisme on a coutume d'exciter différentes sensations dans les parties où il se passe quelque désordre par les loix de la sympathie. Ces impressions faites sur d'autres organes que sur la matrice, interrompent l'action des esprits animaux. C'est dans cette vûe qu'on fait brûler sous le nez de la malade des matieres d'une odeur puante, comme des plumes de perdrix, de vieilles savattes. On fait recevoir par le nez le suc de rue, de tanaisie, la fumée de tabac, d'ambre jaune, la poudre de tabac, celle de graine de moutarde, de racine de pyrethre, de casto-

reum, d'hellebore. On fait prendre des lavemens un peu piquans, faits avec une décoction de feuilles d'armoise, de rue &c.

On ordonne des potions avec l'eau de canelle orgée, l'eau de chardon bénit, de matricaire, d'armoise, de pivoine male, de cerises noires, de fleurs de tilleul, de fleurs d'Orenge, la thériaque, &c.

Quand le paroxisme est passé, on employe les remedes capables de détruire ce qui cause la passion hystérique, comme, si c'est la suppression des regles, on cherche à procurer cette évacuation. Mais si les causes ne sont pas bien connues, on a recours aux apéritifs doux, aux bains, aux bouillons & apozêmes humectans, au petit lait ferré, aux eaux minérales ferrugineuses & acidules; on fait succéder les addoucissans & les anodins; d'ailleurs il faut faire observer un régime exact à la malade, lui recommandant de se dissiper & de prendre de l'exercice.

que la curation de semblables simp-
tômes n'est pas différente de celle de
la suffocation de matrice, mais qu'ils
ne different seulement que du plus
ou du moins ; C'est pourquoi pour
ne point répéter une même chose
deux fois, nous n'en parlerons que
dans le Chapitre suivant.

## CHAPITRE VII.

### *De la suffocation de matrice.*

LE plus grand & le plus dangereux
de tous les accidens de la matrice est celui qu'on appelle proprement
suffocation de mere. Il arrive lorsqu'une femme demeure sans sentiment & sans mouvement comme
morte, sans aucune respiration sen-
sible. Les Auteurs en font de trois
especes, sçavoir une légere où la respiration demeure libre, l'autre plus
forte, lorsque la malade demeure
sans pouls ; & la troisiéme, lorsque,
outre cela, elle est accompagnée de
convulsion. C'est une maladie fort
commune aux veuves, aux filles &

Différen-
ces.

à celles qui sont fort amoureuses : elle arrive plus rarement à celles qui sont mariées.

Les causes de cette maladie sont les mêmes que celles de la passion hystérique que nous venons de décrire ci-devant.

Pour ce qui est des signes qui ont coutume de précéder ou d'accompagner cette maladie, il est à remarquer qu'avant qu'elle doive arriver, il précéde un assoupissement d'esprit & nonchalance avec une pâleur du visage & un regard triste & mélancholique qui est suivi d'une foiblesse, & quelquefois d'une contraction des jambes.

De plus il précede des rugissemens de ventre avec quantité de rots, de nausées, lassitude, baillement, allongement de membres, à cause des vapeurs qui s'élevent de la matrice dans ce tems-là ; & enfin suit comme un étranglement & suffocation avec privation de toutes les actions tant vitales qu'animales.

Il reste maintenant à voir en quoi on peut distinguer cette maladie de

T iij

la syncope, de l'apopléxie & de l'é-
pilepsie.

1°. Elle est différente de la syncope, parce qu'en la syncope il ne
paroît aucune marque de pouls ni
respiration, & qu'à la suffocation de
matrice il en reste toujours quelque
ombrage, quoique fort peu, à moins
que la malade ne soit dans la derniere extrémité.

2°. Parce que la syncope arrive
tout d'un coup, & non pas la suffocation de matrice qui a toujours des
signes précédens. Elle est différente
de l'apopléxie en ce qu'il reste toujours quelque peu de sentiment aux
parties, & que les malades se resou-
viennent après l'accès de ce qu'on
leur a dit & fait, ce qui n'arrive pas
à l'apopléxie.

Enfin elle est distinguée de l'apopléxie en ce que la suffocation de
matrice n'est pas toujours avec des
mouvemens convulsifs, comme l'é-
pilepsie. Secondement, parce que
dans l'épilepsie le pouls est très-fort
pour l'ordinaire, & qu'il paroît une
écume à la bouche, ce qui n'arrive

pas dans la suffocation de matrice.

Quant au prognostic, cette mala- Prognos-
die n'est pas pour l'ordinaire mor- tic.
telle, quoiqu'elle soit très-longue,
elle est néanmoins dangereuse à
cause de la respiration, laquelle
étant très-sensiblement blessée, elle
peut amener la mort. Elle est très-
dangereuse aux femmes grosses, aux
vieilles, elle est presque incurable;
mais aux jeunes femmes elle se termine bien souvent dans le tems qu'elles commencent à concevoir.

La curation doit être double, une Curation.
dans le tems de l'accès, & l'autre
après qu'il est fini.

Dans le tems de l'accès il faut faire
tout son possible pour faire dissiper
les vapeurs qui la causent, & pour
évacuer les humeurs peccantes con-
tenuës dans la matrice desquelles s'é-
levent les vapeurs malignes.

1°. Il faut coucher la malade dans
son lit, de maniere qu'elle ait la
tête & les épaules un peu élevées (a)

(a) La situation de la malade sur le lit doit être telle, qu'elle ait la tête plus haute que la poitrine, & la poitrine plus haute que le bas-ventre, parce que dans cette situation les intes-tins ne porteront pas contre le diaphragme,

& le reste du corps un peu bas, &
ensuite on lui fera des frictions vers
les parties inférieures & des ligatures douloureuses pour faire révulsion, sans oublier les ventouses seches
appliquées sur les cuisses. On tâchera de l'exciter de ce profond assoupissement par de grands cris, en lui
tirant les cheveux, en la pinçant. On
lui fera sentir des parfums désagréa-
bles faits avec des plumes brulées,
de cuir, d'assafœtida, de castoréum,
de galbanum, de rhue & autre choses semblables.

Au contraire on lui fera des parfums agréables par en bas avec le sty-
rax, le musc, la civette; on pourra
encore, comme veut Hyppocrate,
se servir des sternutatoires, & pour
cet effet on lui souflera dans les narines de la poudre suivante faite avec
poivre blanc, graine de moutarde,
pirethre & castoréum, ana, un scrupule, ayant auparavant subtilisé le
tout. On pourra aussi lui frotter les
narines avec de l'huile d'ambre & de

& le diaphragme sera leurs le sang sera porté
dans un état plus libre moins rapidement vers
pour la respiration; d'ail- les parties supérieures.

jayet : aprèsquoi on lui donnera quelque lavemens carminatifs & laxatifs pour dissiper les vapeurs malignes dans le tems de l'accès.

Prenez feuilles de mercuriale, pariétaire, armoise, pouliot, rue, calament, ana, une manipule ; semence de cumin & bayes de laurier, ana deux dragmes : faites une décoction, dans la colature vous y dissoudrez six dragmes de bénédicte laxative avec trois onces d'huile de rue & un demi scrupule de camphre, & en ferez lavement pour donner sur le champ.

Pour ce qui regarde la saignée, *Saignée.* tous les Auteurs n'en demeurent pas d'accord, puisqu'il ne s'agit que de dissiper les vapeurs malignes, ce qu'on ne sçauroit faire par son moyen. Mais pour les dissiper bientôt, on pourra faire prendre une dragme de bonne thériaque avec de l'eau d'armoise & de mélisse, ou bien lui faire prendre cinq ou six gouttes d'huile d'ambre dans les mêmes liqueurs.

L'accès étant passé, & la femme étant revenuë à elle, il faut faire tout ce qu'on pourra pour l'empê-

cher de retomber en fortifiant la matrice, & ôtant toutes les clauses qui
peuvent le produire. C'est pourquoi
la malade sera purgée & saignée au
Printems & dans l'Automne, &
après avoir fait les remedes généraux, elle pourra user pendant une
quinzaine de jours de quelque décoction sudorifique pour dissiper le
reste de ces mauvaises humeurs, &
on pourra la faire avec le sassafras ou
le guayac, avec la semence de rhue,
& on usera fréquemment de quelques pillules pour tenir le ventre
libre.

## CHAPITRE VIII.

### *De la douleur & inflammation de matrice.*

LA matrice souffre bien souvent
tumeur & inflammation accompagnée de douleur, ou en toute sa
substance, ou seulement en quelque
partie par un sang ou autre humeur
extravasée dans la substance, par

Cause.

(*a*) quelque coup ou chûte, par un trop fréquent coït, ou par un avortement ou un accouchement difficile, par une contraction de l'arrierefaix avec violence, ou enfin par une suppression des mois ou des vuidanges après les couches.

Les signes (*b*) qui manifestent cette inflammation, sont la tumeur, la chaleur à la région de la matrice avec fievre continuë. On sent aussi une pésanteur & une distension vers le pubis, avec une grande chaleur dans le col de la matrice, & à cause de la sympathie qu'a la matrice avec toutes

Diagnostic.

(*a*) Les causes prochaines sont la stagnation du sang qui croupit dans les vaisseaux de la matrice, son irruption dans les vaisseaux lymphatiques, & l'extravasation. Dans le premier cas il y a engorgement, phlogose. Le sang qui est déja en trop grande quantité dans les vaisseaux artériels, continuant à y aborder, se fera un chemin par les vaisseaux lymphatiques, de la rougeur & la chaleur, c'est le second cas. Les vaisseaux lymphatiques trop dilatés par le sang qui y est pressé, constituent le troisiéme cas. Ces causes prochaines se tirent des causes plus éloignées; qui sont générales ou particulieres, dont il seroit trop long de faire le détail

(*b*) Nous jugeons de la tension de la matrice & de la tumeur, en touchant la région hypogastrique de la malade, mais on ne peut pas juger de la rougeur par les sens, mais par la douleur & par la chaleur de cette partie.

les parties du corps, il arrive bien
souvent qu'elle est accompagnée
d'autres fâcheux symptômes, comme délire, convulsion, difficulté de
respirer.

Prognos-  Pour ce qui regarde le prognostic.   tic, cette maladie est dangereuse &
bien souvent mortelle, & principalement si l'inflammation occupe toute la matrice, ou qu'elle arrive à une
femme grosse ; car comme dit Hyppocrate dans l'Aphorisme 43 de la
Sect. 5. *si mulieri gravidæ in utero sit*
*erisipelas, lethale*, s'il arrive une inflammation à la matrice à une femme grosse, elle est mortelle, d'autant que le fœtus venant à mourir,
il s'ensuit un avortement, lequel ar-
rivant avec une maladie, ôte la vie
à la mere. D'ailleurs cette inflammation est toujours dangereuse à
cause de la foiblesse de la partie, car
la matrice est comme le cloaque de
tout le corps.

Curation.  La curation (c) de cette maladie

(c) Après une suffi-
sante quantité de sai-
gnées faites prompte-
ment, on tâche de di-
minuer l'engorgement
par des cataplasmes de
pulpes d'herbes émol-
lientes, ou des fomen-

doit être commencée par la faignée,
s'il n'y a rien qui empêche, premierement du bras dans le commencement pour faire révulfion, enfuite
on fera la faignée du pied pour dériver, & on lui donnera quelques lavemens rafraîchiffans pour tempérer
cette inflammation par le moyen du
voifinage, comme auffi quelque julep & quelque émulfion.

Enfuite fi le corps eft cacochime,
on pourra le purger avec des purgatifs benins, de peur d'augmenter
l'inflammation, comme font la manne, la rhubarbe, le firop de rofes pâles & autres femblables.

Après avoir fait tous les remedes
généraux, on fera des linimens à la
partie avec l'huile rofat & le cérat

tations faites fur le bas-ventre, par des injec-tions de la même efpe-ce, par des lavemens anodins à petite dofe, par des émulfions ou par des eaux de poulet émul-fionnées, que la malade prendra de quatre en quatre heures, par le mélange de firop de guimauve ou de limons, & d'huile d'amandes douces, partie égale, dont elle prendra une cuillerée toutes les de-mi-heures ; par une ti-fanne faite de racine de guimauve ou de nym-phea. On joint à cet ufage celui des doux narcotiques, qu'on mé-le avec les autres médi-camens.

santolin, on fera aussi les injections suivantes.

Prenez feuilles de plantin, de nénuphar, de morelle, de chacune une manipule; roses rouges, deux poignées : vous ferez bouillir le tout, y ajoutant une once d'huile de myrrhe & demi-once de vinaigre. Vous en ferez des injections dans la matrice, & du marc de ces herbes cuites pilées & mêlées avec l'huile rosat & un peu de vinaigre, vous en ferez des pessaires que vous introduirez dans la matrice. Il faut néanmoins prendre garde de n'user pas trop longtems de remedes répulsifs & rafraîchissans, de peur que la tumeur ne dégénérât en scirrhe; mais on pourra ajouter des émolliens & résolvans, comme sont la guimauve, la camomille, l'armoise & le mélilot.

On pourra encore faire des injections dans la matrice avec le lait & l'eau rose ; pendant l'usage de ces remedes, si la malade n'a pas le ventre libre, on pourra lui réïtérer quelquefois le lavement suivant.

Prenez racine de guimauve, une

once ; feuilles de mauve, de violettes, de laituë & de morelle, de chacune demi manipule ; fleurs de roses & de violettes, de chacune une
poignée ; autant de pruneaux &
d'orge que vous ferez bouillir, &
après l'avoir coulé, vous y diffou-
drez trois onces d'huile rofat & en
ferez lavement, & lorfque la fuppuration fera avancée, on purgera
la malade, & on mondifiera l'ulcere
après qu'il aura fuppuré, & on l'a-
menera à une entiere cicatrice.

---

# CHAPITRE IX.

## *De l'Ulcere de la matrice.*

L'ULCERE de la matrice arrive
ordinairement après la fuppuration d'une tumeur ou inflammation,
lequel eft léger, fuperficiel ou profond.

L'ulcere de la matrice arrive (*a*) or-   Caufe.

(*a*) Les caufes pro-
chaines de l'ulcere de la
matrice, font l'abfcès,
les playes & l'érofion :
auffi tout ce qui peut
faire un abfcès, une
playe, une érofion, peut
caufer un ulcere à la ma-

dinairement, ou par une abondance d'humeurs âcres & malignes qui se développent sur cette partie, étant comme l'égoût de tout le corps à la suite d'une perte blanche, d'une gonorrhée, d'un accouchement difficile, d'une suppreßion & corruption de menstruë ou des vuidanges après l'accouchement, ou bien il arrive par quelque cause externe, comme chûte, coup après une défloration, après un coït violent & fréquent, par des injections ou peßaires âcres mis dans la matrice.

*Diagnostic.* Les signes qui nous font connoître l'ulcere de la matrice sont une douleur piquante qui se fait sentir dans cette partie, cette douleur augmente & s'aigrit davantage par le coït, par les injections & autres remedes ; comme aussi par le pus qui en sort, dont la différence dépend de la quantité, la couleur, l'odeur, selon la nature différente de l'ulcere. On sent encore une grande douleur aux aînes & à la région des lombes.

trice : ces causes différentes forment aussi differens ulceres, & dont le prognostic varie selon la nature de la cause qui le produit.

La

La différence de l'ulcere se pourra connoître par la diverse qualité du pus qui en sortira; car si le pus est en petite quantité & louable, c'est une marque que l'ulcere est petit & benin; mais s'il est séreux, livide, noir & semblable à des laveûres de chair & puant, c'est une marque indubitable que l'ulcere est malin.

Pour ce qui est du prognostic de l'ulcere de la matrice, Hyppocrate dit dans son premier Livre des maladies des femmes qu'il ne le faut point du tout négliger, pour petit qu'il soit, parce que la partie étant d'un sentiment exquis très-foible, & comme le réceptacle de tous les immondices du corps, il ne peut qu'il ne soit toujours dangereux, & qu'il ne devienne bien souvent malin. S'il arrive que l'ulcere de la matrice devienne chancreux, phagédénique ou caverneux & fistuleux, il devient pour l'ordinaire incurable, & dure jusqu'à la mort.

S'il occupe seulement le col de la matrice, il est plus facile à guérir que s'il est au fond, d'autant que les

V

remedes y peuvent être plus difficilement appliqués.

La curation (*b*) de l'ulcere de la matrice se doit faire en cette maniere.

1°. Si le corps est plétorique, ou que l'ulcere soit avec inflammation, il faut saigner la malade du bras autant de fois qu'il sera nécessaire pour arrêter la fluxion, & on la purgera ensuite pour ôter les impuretés & la cacochimie qui se décharge sur cette partie, prenant garde de ne pas se

Cure.

(*b*) Le plan de la curation est, 1°. de corriger la qualité âcre du sang qui est la cause primitive du mal : 2°. de déterger l'ulcere ; 3°. de le consolider ; 4°. de calmer & modérer la douleur. On remplit la premiere indication par les délayans, les humectans, les raffraichissans, les anodins : on accomplit la seconde par les injections détersives dans le vagin ; on prend intérieurement des bouillons de veau avec les plantes légerement astringentes & vulnéraires, l'eau de squine ; ensuite on employe les balsamiques.

La troisiéme indication se remplit par des injections d'eaux thermales, les fumigations, &c.

Enfin l'on calme les douleurs par les anodins & les narcotiques, qu'on employe sous différentes formes. Au reste, si l'ulcere est produit par quelque vice particulier, comme la vérole, on employera les remedes capables de le détruire.

servir de purgatifs violens & âcres, ni
de diurétiques & autres médicamens
qui puissent provoquer les mois ;
mais on se servira seulement de séné,
de rhubarbe, de tamarins & autres
semblables purgatifs benins, & après
la purgation, on pourra faire prendre pendant quelque tems soir & matin une décoction vulnéraire faite
avec l'armoise, le plantin, la mille-
feuille, de chacune une poignée, &
demi-once de rapontic, & une dragme de semence d'agnus castus qu'on
fera bouillir dans du vin blanc, &
après l'avoir un peu adouci avec du
sucre, on en fera prendre trois ou
quatre onces : on pourra aussi, si l'inflammation n'est pas grande, se servir de quelque décoction sudorifique ; mais si la fiévre & l'inflammation s'augmentent, on lui donnera
pendant plusieurs matins huit onces
de lait clair : on fera encore quelques
injections détersives avec la décoc-
ction d'orge, de roses de Provins &
de miel rosat ; & si l'ulcere est fort
sordide, on y pourra ajouter l'ægyptiac, l'onguent vert des Apôtres,

ou l'eau alumineuse, ou bien on pourra faire le pessaire suivant.

Prenez thérébenthine, demi-once; suc d'ache, miel rosat, de chacun deux onces; poudre de myrrhe, d'aloës, d'encens, de chacun deux scrupules; poudre d'iris, une dragme : vous en ferez un pessaire avec du charpi seul ou du coton que vous mettrez dans la matrice, ou avec du charpi seul trempé dans du mondificatif d'ache, & après que l'ulcere aura été bien détergé, on le dessechera & menera à cicatrice par des remedes doux & benins, comme sont l'onguent pompholigos, de tuthie, de céruse, qu'on pourra dissoudre dans quelque décoction astringente ou dans du lait pour faire injection.

# CHAPITRE X.

## *Du scirrhe de la matrice.*

LE scirrhe de la matrice est une tumeur dure sans sentiment, s'il est véritable, ou avec quelque senti ment, s'il ne l'est pas ; elle occupe toute la matrice ou seulement quelqu'une de ses parties.

Le schirre (*a*) arrive bien souvent à la suite d'une inflammation par un trop fréquent usage de remedes répulsifs ou discussifs, qui rendent bien souvent une tumeur plus dure, ou bien elle se fait d'elle-même par quelque humeur mélancholique déchargée sur cette partie, comme il arrive après de longues suppressions des mois.

Les signes pour connoître s'il y a un schirre dans la matrice sont plusieurs ; car premierement on sent une grande dureté & tension à la région de la matrice, & lorsque la malade est debout, elle sent comme un grand poids en cet endroit, comme si la matrice vouloit tomber dehors : de plus, le schirre n'est point accompagné de fievre ni de douleur, com-

Causes.

Diagnostic.

(*a*) Le sang épais est la cause générale du schirre. Mais les causes particulieres & prochaines sont le suc laiteux trop épais, la lymphe chargée de parties grossieres & terrestres, une semence infectée de quelque virus qui épaissit la sérosité du sang,

me les autres inflammations & tumeurs.

*Prognos-*
*tic.*

Le schirre est une tumeur très-difficile à guérir à cause de sa dureté,
& bien souvent s'il est gros & rebelle, il cause une hydropisie, ou bien
il dégénere en cancer, si on le traite
avec des remedes trop actifs & trop
chauds.

*Cure.*

La curation du schirre se doit faire en cette maniere, 1°. par rapport
à la cause antécédente, il faut saigner la malade du bras, ensuite du
pied, si les mois sont arrêtés : après
quoi on la purgera avec les remedes
qui purgent la mélancholie, commençant par les plus doux, & venant insensiblement aux plus forts,
ayant auparavant préparé les humeurs par quelque décoction ou julep qu'on fera précéder, & outre
les apéritifs ordinaires, on pourra se
servir de l'acier en poudre ou de sa
teinture qui est merveilleuse pour les
obstructions de la matrice.

Par rapport à la cause *(b)* conjoin-

(*b*) On a deux indica-
tions principales à rem-
plir : 1°. éloigner les
causes antécédentes, &

te, il faudra appliquer extérieure-
ment sur la partie des remedes capables de ramollir & de résoudre, auquel cas on pourra se servir de la fomentation suivante : prenez racine
d'althéa, demie poignée, semence
de lin & de fénugrec, une once de
chacune avec un peu de fleurs de
camomille & de mélilot : vous en
ferez une décoction pour fomenter
la région du bas-ventre avec une
éponge, & pour le rendre meilleur,
on y pourra ajouter une once d'huile de lys & de camomille. On pourra encore faire des injections dans
la matrice avec la même décoction,
& faire un cataplasme du marre des
herbes & racines cuites, pilées &
passées par un tamis, y ajoutant farine de semence de lin & de fénu-

ramollir la tumeur par
des apozèmes apéritifs,
ausquels on joint le tar-
tre vitriolé, l'arcanum
duplicatum, le sel de
Glaubert, le tartre cha-
lybé ou martial, le pe-
tit lait ferré, les eaux
minérales ferrugineuses,
les bains, les cataplas-
mes, les fomentations
& les lavemens émol-
liens.

2°. Faire fondre la tu-
meur avec les bols, les
cataplasmes, les emplâ-
tres fondans & résolu-
tifs, ausquels on joint
les apéritifs pris inté-
rieurement, mêlés aux
émolliens.

grec, anâ une once, avec six figues
grasses, deux dragmes de poudre d'i-
ris, demie dragme de poudre de saf-
fran, suffisante quantité de graisse
de poule & d'huile d'amandes douces : le tout mêlé, on en fera un cataplasme qu'on applique sur la région
de la matrice à l'endroit de la tumeur.

## CHAPITRE XI.

### Du Cancer de la matrice.

LE Cancer succede bien souvent
au schirre par la torréfaction des
humeurs ou par une congestion d'humeurs atrabilaires dans la matrice, &
n'est autre chose qu'une tumeur *(a)*
dure, formée dans le fond ou au
col de la matrice avec grande douleur pongitive.

(a) Quand la matiere du schirre qui est pres-sée & entassée vient à s'échauffer, elle se dilate, se gonfle & s'étend, & déchire les parties. Ce mouvement de la matrice schirreuse vient des attouchemens trop fréquens, des fondans imprudemment administrés, d'un sang & d'une lymphe trop âcre, des passions violentes, des veilles immodérées, de la boisson de liqueurs inflammables, d'alimens trop succulens, &c.

Il y a deux sortes de cancer, l'ul- Diagnos-
céré & le non ulcéré. On connoît tic.
le non ulcéré par la dureté & la pésanteur, comme nous avons dit du
schirre, mais principalement par une
grande douleur pongitive qu'on sent
à la région des aînes, du pénil & des
lombes ; on peut voir s'il est ulcéré
par le *speculum matricis*, mais outre la
douleur, il se dénote par une humeur tenuë puante, jaune & livide
qui sort de la matrice,

Pour ce qui regarde le prognos- Prognostic, c'est une chose constante & as- tic.
surée chez les Auteurs, que tout cancer est incurable, qu'il soit ulcéré ou
non, mais principalement à la matrice qui est comme l'égoût & le cloaque de tout le corps. C'est pourquoi
n'en pouvant espérer une entiere
guérison, nous devons recourir à la
cure palliative. S'il n'est pas encore
ulcéré, nous devons empêcher qu'il
ne le devienne ; & s'il l'est déja, empêcher qu'il n'augmente, ce que nous
ferons 1°. en évacuant les humeurs
peccantes dans tout le corps, & empêchant la génération des humeurs
atrabilaires & mélancholiques.

Il faut donc premierement saigner la malade du bras, puis du pied, & même provoquer les hémorrhoïdes, s'il est besoin, ensuite on la purgera deux ou trois fois, & on lui fera user pendant qulque tems de quelques juleps ou bouillons rafraîchissans pour abbattre l'acrimonie des humeurs. On se servira de quelques topiques qui soient médiocrement rafraîchissans & astringens, comme par exemple on pourra faire un liniment avec l'huile de myrrhe ou de rose, ana deux onces; suc de morelle & de joubarbe, de chacun une once: on agitera le tout dans un mortier de plomb jusqu'à noirceur, ensuite on ajoutera litharge & céruse lavée dans l'eau de scabieuse, de chacun trois dragmes; tuthie préparée, deux dragmes, camphre, demi scrupule; on en fera un liniment qu'on mettra trois ou quatre fois le jour avec de longues tentes dans la matrice. Ce remede est fort bon.

On y fera aussi des injections en cette maniere; on prendra une demie livre de décoction d'orge, d'eau de morelle & de plantin, de chacune deux onces ; eau de véronique , une once, de trochifque d'*album Rha- fis* , deux dragmes ; fucre de Saturne, une dragme : on mêlera le tout pour injection.

Si la douleur eft trop grande , on pourra ajouter fur quatre onces d'injoctions une once de firop de pa- vot : on pourra auffi fomenter la par- tie avec l'eau de plantin , de morelle, y ajoutant des fleurs de nénuphar , de pavot blanc & de rofes rouges avec le camphre & un peu de fucre de Saturne.

## CHAPITRE XII.

### *De la gangrene & du fphacele de la matrice.*

LA gangrene n'eft autre chofe qu'une corruption & mortifica- tion qui commence en quelque par- tie du corps , & lorfqu'elle eft tout- à-fait corrompuë & morte, on l'ap- pelle fphacele.

La gangrene furvient facilement aux parties génitales de la femme

Caufes.

par la moindre pourriture de la matrice, étant comme l'égoût & le cloaque de tout le corps, car elle succede *(a)* bien souvent à l'inflammation & à l'ulcere de cette partie, comme aussi au cancer après un mauvais traitement, la chaleur naturelle venant à être étouffée à la partie qui se corrompt, ou par une trop grande abondance de sang & autres humeurs qui l'étouffent, ou par une intempérie froide qui l'éteint.

Les signes pour connoître quand la gangrene commence, sont une grande chaleur à la partie malade, un pouls foible & fréquent avec mal

*Diagnos-tic.*

(*a*) La gangrene est la cessation presque parfaite du mouvement dans une partie, & le sphacele en est une cessation parfaite. Or le mouvement d'une partie ne consiste pas seulement dans l'action des vaisseaux, mais encore dans les oscillations des autres parties. Ainsi tout ce qui détruira imparfaitement ces actions, produira la gangrene ; & ce qui les abolira parfaitement, causera le sphacele. Les liquides qui rempliront trop les vaisseaux, empêchant leur contraction, & arrêtant le ton des parties voisines, produiront la gangrene ou le sphacele, aussi-bien que les grandes inflammations, les ligatures trop fortes, le relâchement excessif d'une partie, la destruction des vaisseaux nécessaires, & generalement tout ce qui peut détruire le mouvement.

de cœur, mais parce que c'est au col de la matrice qu'elle arrive le plus souvent, on peut mieux la connoître par la vûe que par tout autre signe ; car elle nous paroîtra molle, livide, noire & cadavereuse, sans aucun sentiment avec une grande puanteur.

La gangrene est une maladie très-grande, très-dangereuse, & le plus souvent mortelle ; mais lorsqu'elle n'est pas invétérée, il peut y avoir quelque espérance de guérison. *Prognostic.*

La curation de la gangrene de la matrice est la même qu'en toutes les autres parties du corps ; mais si elle est au col, ou proche des parties externes, on pourra faire des scarifications & ablutions avec la décoction d'absynthe, d'aristoloche, de myrrhe, de l'onguent ægyptiac, comme j'ai dit ci-dessus : ensuite on pourra se servir d'un cataplasme avec les quatre farines en cette maniere :

Prenez farine d'orge, de fleurs d'orobe, de chacune deux onces ; une livre d'oximel que vous ferez cuire en forme de cataplasme, auquel vous ajouterez la farine de lu-

pin, la myrrhe, l'aloës & la poudre
d'abſynthe ; & ſi par ce moyen on ne
la peut arrêter, quelques Auteurs
veulent amputer & ſéparer entierement ce qui eſt pourri ; mais l'eau
dont je me ſers empêche qu'on en
vienne à cette extrêmité ; car elle eſt
ſi excellente contre la pourriture,
qu'il n'y a point de gangrene qu'elle
n'arrête dans vingt-quatre heures,
comme j'ai fait voir pluſieurs fois
dans Paris. Elle ſépare incontinent la
chair morte d'avec la vive, mondi-
fie & incarne ſans qu'il ſoit beſoin
d'appliquer d'autres remedes pour
cet effet, ſi l'on veut, & pendant
tout le tems de la curation, il faudra prémunir le cœur par de bons
cordiaux, & donner à la malade de
fréquens lavemens, tant pour évacuer les ordures, que pour rafraîchir
la partie affligée.

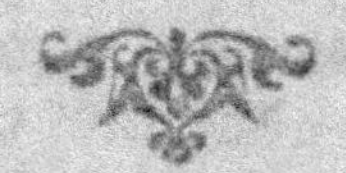

# CHAPITRE XIII.

## De la suppression des vuidanges après les couches.

C'EST une chose constante & véritable, que le bon succès des accouchemens dépend beaucoup de l'évacuation des vuidanges (a) & lochies, d'autant que par cette évacuation la nature se décharge entierement de toutes les ordures & impuretés qui se sont amassées dans la ma-

(a) A la face intérieure de la matrice sont des rides en plusieurs sens, entre lesquelles on trouve des lacunes ou emissaires qui laissent passer dans la cavité de l'uterus un suc laiteux. On découvre encore une infinité de trous, d'où il suinte un fluide, quand on les presse avec les doigts. Il y a aussi des veines latérales ou des appendices qui versent le sang dans la matrice. Ces appendices s'allongent dans la substance du placenta, quand il est attaché à l'uterus pour porter sa nourriture au fœtus, au moyen du cordon ombilical. Le suc laiteux s'imbibe dans le tissu spongieux de l'arriere-faix, & est employé avec le sang des appendices à nourrir l'enfant. Mais quand le fœtus est sorti & que le placenta est detaché, les liqueurs tombent dans la cavité de la matrice, & s'écoulent par le vagin; c'est ce que nous appellons lochies ou vuidanges.

trice ou aux parties voisines pendant le tems de la grossesse. C'est pourquoi si elles viennent à être supprimées, ou en quelque façon diminuées, [b] elles donnent naissance à une infinité de maladies & de fâcheux accidens, comme fievre aiguë, phrénésie, manie, mélancholie, inflammation & tumeur de la matrice.

Causes. Les causes ordinaires de cette suppression sont l'épaisseur du sang, l'étrécissement ou l'obstruction des vaisseaux, l'air froid, s'il vient par

(b) Cet écoulement n'est pas toujours le même ; les premiers jours il est rouge, parce que le sang qui est en grande quantité efface le suc laiteux. Mais comme les appendices qui fournissent ce sang sont garnis de tuniques élastiques qui reprennent aisément leur ressort, ils se resserrent en peu de tems, & la perte à la fin reste blanche, parce que les lacunes laiteuses n'ont que des membranes fort minces qui ont très-peu de ressort. D'ailleurs, comme le suc laiteux ne peut être repris que par des vaisseaux lymphatiques extrêmement petits, il continue de couler plus long-tems dans la matrice. Il ne faut donc pas être surpris si la perte en blanc dure quelquefois un mois entier, tandis que la perte en rouge ne dure que six ou sept jours, quelquefois même que deux ou trois jours.

Mais si une femme est incommodée, quand il arrive une grande diminution ou une suppression des lochies, cette diminution ou suppression est maladie.

malheur

malheur à entrer dans la matrice, comme aussi la crainte, la tristesse & autres agitations de l'esprit.

Les signes diagnostics de cette suppression sont manifestes lorsqu'on les voit s'arrêter tout d'un coup avec tumeur du bas-ventre, douleur, rougeur du visage, difficulté de respirer. *Diagnostic.*

Le prognostic de cette suppression ne peut être que dangereux, à cause des symptômes que nous venons de dire. *Prognostic.*

Pour l'évacuation de la suppression des lochies, elle se doit faire en cette manière. *Cure.*

1°. Il faut donner à la malade des lavemens émolliens, laxatifs & apéritifs, avec la racine d'althéa & de lys, de chacun une once; aristoloché, trois dragmes, feuilles de mauve, guimauve, pariétaire, mercuriale, de chacune une poignée, avec un peu de fleurs de camomille & de sureau, vous ferez bouillir le tout ensemble, & vous y dissoudrez huile d'aneth & de lys, de chacune une once, avec une demi-once de diaphenic pour un lavement.

X

Ensuite on fera des frictions, on appliquera des ventouses, & si cela ne sert de rien, on fera la saignée (c) du pied. On fera des fomentations [d] sur le bas-ventre avec la décoc-

(c) On n'est pas generalement decidé sur l'espece de saignée qu'on doit faire dans la suppression des vuidanges ; les uns veulent la saignée du pied, d'autres veulent celle du bras, mais cela selon l'état de la matrice. Tant que les vuidanges coulent un peu, il faut saigner du pied ; car en procurant l'évacuation des vuidanges, on diminuë le mal. Si au contraire les vuidanges sont tout-à-fait arrêtées, ou bien s'il ne coule qu'une lymphe laiteuse, il faut saigner du bras, parce qu'il n'y a pas lieu de craindre de rouvrir les appendices qui fournissent ce suc laiteux. La saignée ainsi faite, remplira l'indication, qui est de vuider les vaisseaux, de relâcher ces parties qui sont enflammées, & de procurer l'issuë au sang des vuidanges que le goufle-

ment des vaisseaux avoit arrêté. Quelques-uns, au lieu de la saignée du pied, se contentent de faire mettre à la malade les pieds dans l'eau chaude.

(d) Quelques-uns employent des cataplasmes faits avec les pulpes des herbes émollientes qu'ils appliquent sur le bas-ventre;mais il ne faut pas que la matrice soit trop douloureuse, car ces cataplasmes incommoderoient beaucoup par leur poids en pressant trop cette partie ; en ce cas on leur substitueroit les fomentations faites d'une décoction de ces mêmes herbes émollientes, comme avec les feuilles & les racines de guimauve, de mauve, avec la graine de lin &c. dans laquelle décoction on trempe une flanelle, qu'on exprime ensuite legerement, & qu'on applique bien chaudement tion de racine d'althéa, de lys, de bryone, d'angélique, d'aristoloche, une once de chacune; feuilles de mercuriale, d'armoise, de pouliot, de sabine, de calament, de chacune une poignée : on fera bouillir le tout, & on fomentera la région du bas-

sur la partie douloureuse. On continue de remplir l'indication par l'usage des adouciffans, des relâchans & des humectans. On preferit une tifanne fimple de chiendent & de regliffe, ou d'orge, dont on fait boire abondamment, ou bien l'on fait prendre de l'eau de poulet. Si la fiévre eft ardente, on émulfionne cette eau de poulet : on donne des lavemens adouciffans & anodins, faits avec la graine de lin, le bouillon blanc, ou quelques autres plantes émollientes. Si la malade avoit mangé avec intemperance, on peut aiguifer les lavemens avec de la caffe ou avec du lénitif : vers la fin on donne des apozémes faits avec la bourache, la buglofe & fyrop violat. Lorfque l'inflammation de la matrice ne fe fait plus fentir, & que la fievre ne fubfifte plus, on purge avec la manne & la caffe dans une décoction amere. D'autres donnent de la manne dans du petit lait.

Quelquefois la fuppreffion vient d'un dévoyement : comme la fuppreffion n'eft point entiere, & que les vuidanges ne font pas entierement arrêtées, on purge la malade avec le Catholicon, qu'on donne à la dofe d'un once ou d'une once & demie dans un bouillon à moitié fait, c'eft-à-dire, après qu'on a écumé le pot. On preferira l'eau de ris & la tifanne, avec quelques plantes legerement aftringentes, telles que la racine de grande confoude, &c. le decoctum album de Sydenham, &c.

ventre bien chaudement ; & neuf ou
dix jours après les couches on pourra purger la malade.

---

# CHAPITRE XIV.

## Des *maladies des mammelles*.

LES maladies des mammelles sont
de deux sortes ; car ou elles viennent du lait, [a] ou des mammelles

( a ) Le lait , selon
Lewenhoek , n'est qu'un
assemblage de petits glo-
bules répandus dans une
liqueur diaphane. Ces
globules ne different de
ceux du sang , qu'en ce
ce que ceux du lait sont
les uns plus petits , les
autres plus gros ; que
leur figure est irrégulie-
re & approchante de la
ronde , au lieu que les
globules du sang sont
tous de la même gran-
deur. Quant à la forma-
tion du lait , les uns
pensent qu'il vient im-
médiatement du sang ;
d'autres , dont le senti-
ment est le plus approu-
vé , disent qu'il est formé par le chyle que le
sang transporte , & qu'il
perfectionne en circu-
lant. Car le chyle mêlé
au sang ne quitte pas
d'abord sa blancheur ,
& est semblable au lait.
Le sang rempli de chyle
est porté par les arteres
mammaires aux mam-
melles. Des branches
d'arteres qu'elles four-
nissent à ces parties est
reçue l'humeur laiteuse
dans des vésicules qui
forment sept ou huit
grappes distinctes. Ces
grappes ont des canaux
qui percent le mamme-
lon , c'est par-là que le
lait se communique à
l'enfant ; il peut être
encore repris par les
vaisseaux lymphatiques ,
qui en se réunissant por-
tent l'humeur laiteuse
aux aisselles.

proprement prifes. A l'égard du lait, elles arrivent en deux manieres, fça-voir lorfqu'il peche en quantité ou en qualité.

Le lait pêche en quantité en deux manieres, fçavoir, par défaut ou par furabondance.

Le lait pêche par défaut, lorfqu'il *Défaut de* ne vient pas dans la quantité qu'il *lait.* faut aux femmes accouchées, foit par le défaut du fang, ou parce qu'il n'eft pas tiré comme il faut, ou par quelque vice du mammelon.

Il arrive manque [*b*] de fang à

(*b*) Chacun fçait que la quantité du lait dans les femmes groffes aug-mente à proportion que le tems de leur groffeffe avance.

Mais au jour de l'ac-couchement le fein tom-be, parce que l'humeur laiteufe coule abondam-ment par la matrice. Mais comme le troifié-me ou quatriéme jour cette évacuation dimi-nuë, l'humeur laiteufe croupit dans le fang, fe jette dans les véficules mammaires, diftend les tettons, & excite une fiévre qu'on appelle fié-vre de lait.

Quand on fçait bien cette méchanique, & qu'on connoit ce qui peut empêcher l'abon-dance du chyle, il n'eft pas difficile d'apperce-voir pourquoi plufieurs femmes manquent de lait, & pourquoi il y en a d'autres qui en ont une fi grande abondan-ce. On verra auffi aifé-ment quels font les moyens qu'on peut em-ployer pour augmenter la quantité de cette hu-meur; & ceux qu'on

Cause. celles qui sont seches de leur tempérament, qui s'exercent par trop, ou qui ont souffert de grandes évacuations ou pertes de sang & autres humeurs ; mais parce que ce n'est pas une maladie que le défaut de lait, & qu'il regarde plutòt l'enfant que la mere, je me contenterai de dire seulement que s'il arrive par sécheresse & manque de sang, qu'il faut ordonner pour lors un régime de vie qui tende à humecter & échauffer médiocrement, faisant prendre à la femme des alimens de bon suc & bien nourrissant, comme sont de bons bouillons, bonne viande & autres alimens nécessaires, chacun selon ses moyens ; les œufs frais, les amandes & le vin doux contribuent beaucoup à la génération du lait, & généralement toutes sortes de bons alimens : on fera aussi des frictions aux parties superieures des mammelles, & on les échauffera doucement par le moyen de quelque fomentation bénigne

Cure. doit rejetter, comme ne pouvant augmenter ni diminuer la quantité du chyle, ou l'empêcher de se porter aux mammelles.

faite avec le lait ou la décoction de fenouil & la farine de feve, & si la malade est trop échauffée, on corrigera son intempérie par des bouillons rafraîchissans faits avec les herbes rafraîchissantes & humectantes, comme sont la laituë, la bourrache, l'oseille, le pourpier & autres semblables.

La redondance [*c*] du lait arrive par des causes toutes contraires aux précédentes, comme par la trop grande abondance de sang, par la suppression des mois, ou si l'enfant est foible, & qu'il ne demande pas tant de nourriture dans la matrice, ou après être né.

Abondance de lait.

(*c*) Pour qu'une femme en couche se porte bien, il faut que la quantité de lait surabondante s'écoule & s'évacuë, une partie par les vuidanges, une partie par les mammelons, quand elles nourrissent; par les vaisseaux lymphatiques, quand elles ne nourrissent pas: car alors l'humeur laiteuse doit être reportée dans le sang; d'abord elle est reprise des vésicules mammaires par les vaisseaux lymphatiques qui la transmettent aux glandes axillaires, & de-là dans la veine souclaviere gauche, pour rentrer dans la circulation: alors elle s'évacuë par les sueurs, les selles & les urines.

Si les vésicules étoient trop étroites, le sein s'enflera excessivement, & ne pouvant admettre plus de lait, il regorgera dans le sang, & causera des accidens.

La trop grande abondance de lait
est toujours plus dangereuse que le
défaut, car il y a danger qu'il ne cause inflammation aux mammelles, ou
qu'il ne se caille & cause tumeur ou
ulcere.



C'est pourquoi sans différer aucunement après avoir pris avis de quelque Médecin, il faudra saigner [d]
la malade du pied, faisant des ligatures aux parties inférieures pour attirer le sang en bas, & le dériver des
mammelles, comme aussi des frictions, & on tâchera de décharger
les mammelles en tirant tout doucement le lait, crainte qu'il ne s'y gru-

(d) On saigne une,
deux ou trois fois, sui-
vant les forces, le tem-
pérament, la grandeur
de la fievre & des en-
gorgemens. On fait la
saignée du pied si les
vuidanges coulent enco-
re en rouge; mais s'il
n'y a plus que les vui-
danges laiteuses, on fait
la saignée du bras. Par la
saignée on diminuë la
quantité de la lymphe;
en même-tems on dé-
trempe le sang par une
boisson abondante d'u-
ne tisanne ou infusion
legere & diurétique: on
donne quelque lave-
ment laxatif. S'il se forme un dépôt, on purge
la malade de deux jours
l'un; on entretient la
transpiration avec de le-
gers sudorifiques. On
employe aussi les topi-
ques, comme ceux de
mie de pain & de lait
avec un peu de miel
blanc. Si l'engorgement
est sans chaleur, on di-
minue en partie, on ap-
plique un cataplasme de
mie de pain trempé dans
du vin chaud.

mêle, & on donnera peu d'alimens à la malade qui feront rafraîchiffans & peu nourriffans :

Après quoi on pourra fe fervir de quelques topiques médiocrement répulfifs, comme de fomentations faites avec une éponge trempée dans l'oxicrat, ou dans quelque décoction médiocrement rafraîchiffante & aftringente, ou bien vous ferez le cataplafme fuivant :

Vous prendrez fuc de plantin, de pourpier, de coriandre, de chacune une demie livre ; de farine de feve & de lentille, de chacune deux onces, avec une once de vinaigre & une ou deux dragmes de poudre de fantal rouge & de bol d'Arménie ; deux dragmes d'alum, demi dragme de femence de cumin ; vous en ferez un cataplafme que vous appliquerez fur les mammelles.

Le lait pêche en qualité dans les mammelles lorfqu'il fe grumelle *(e)* Caillement du lait.

(e) Le grumelement du lait eft connu fous le nom du *Poil*, dont la caufe prochaine eft le lait épaiffi ou retenu, par quelque caufe que ce foit, dans les mammelles. L'épaiffiffement du lait peut venir d'un froid extérieur, les mauvais alimens, le changement de nourriture, ou qu'il se caille comme du fromage, d'où proviennent la plus grande partie des maladies des mammelles. La concrétion dans les mammelles, soit qu'elle se fasse par grumeau ou par caillement comme un fromage, arrive toujours par deux causes, sçavoir, ou par la trop grande quantité de lait, ou parce qu'il est trop gras & épais, avec cette différence néanmoins que lorsque le lait se condense, il se grumêle par le fond & se met en fromage par la chaleur, qui venant à digérer & séparer la portion séreuse, le caille & fige comme du fromage.

*Causes.*

*Prognostic.*

La concrétion du lait est toujours dangereuse, car il y a danger qu'étant retenu en cet état, il n'y cause inflammation, ou tumeur ou ulcere; c'est pourquoi on doit y remédier promptement, tâcher de le ramollir ou le résoudre par le moyen

&c. Le lait peut être retenu par quelque coup, par la trop grande abondance du lait, par la foiblesse du nourriçon, par la négligence de se faire tetter. Comme toutes ces causes sont séjourner le lait dans les mammelles, elles doivent se gonfler, & être d'autant plus douloureuses, que le gonflement est plus grand & plus prompt.

des topiques qu'on appliquera fur la mammelle , prenant garde néanmoins d'ordonner un régime de vie convenable & proportionné à l'intempérie qui en eft la caufe.

Car fi le caillement provient d'une intempérie chaude ou autre caufe femblable qui ait précédée , il faudra prefcrire à la malade un régime de vie rafraîchiffant , lui faifant prendre des bouillons altérés avec la laituë , le pourpier , la bourrache, avec quelques gouttes d'efprit de vitriol ou de fouphre , & s'il y a apparence de plénitude , (f)on la diminuera , ou par la faignée , ou par la purgation , felon que le Médecin le trou-

Cure.

(f) Comme l'on a à craindre qu'il furvienne un abfcès , & qu'il n'y a que le fang qui puiffe en être la matiere , car le lait par lui-même ne produit point de fuppuration , on fait la faignée du bras du côté oppofé au mal , furtout fi la fievre , la tenfion & la chaleur font grandes. On prefcrit des lavemens purgatifs & des boiffons abondantes & legerement diurétiques.

Quand la tenfion eft confidérable , on applique un cataplafme de mie de pain & de lait , avec un peu de miel blanc. On ordonne pour toute nourriture des bouillons & des tifannes legerement diurétiques. Un des plus prompts remedes eft de fe faire tetter ; par-là les véficules reprennent leur reffort , & expriment le lait.

vera à propos, après quoi vous pourrez vous servir sans aucune appréhension des topiques suivants.

Quelques Auteurs recommandent fort le son cuit dans le vinaigre ; mais l'huile de menthe tient le premier rang : vous en frotterez la mammelle chaudement, où vous appliquerez l'herbe même pilée ou cuite en forme de cataplasme :

Ou bien vous fomenterez la partie avec la décoction de menthe, de camomille, d'ache, de persil, d'hieble, de fenouil ou d'aneth.

Vous pourrez encore faire un cataplasme avec les mêmes herbes & la farine de feve, l'huile de lys & de camomille. Quelques-uns louent le fiel de bœuf comme un secret particulier, ou enfin vous pourrez faire un cataplasme avec la fiente de chevre, l'oximel & la faumure.

## Des maladies des mammelles.

Les maladies des mammelles proprement prises sont plusieurs ; mais mon deffein n'étant que de décrire celles qui arrivent pour l'ordi-

naire aux nourrices, je les réduirai
toutes à trois especes, à ſçavoir à l'inflammation, à la tumeur & à l'ulcere.

Je commence donc par l'inflammation comme par la plus générale
qui peut arriver à toute ſorte de femmes, ſoit qu'elles ſoient groſſes ou
non.

Différen-
ce.

L'inflammation des mammelles arrive en deux manieres, ou par une
trop grande quantité de ſang, & principalement s'il eſt échauffé, ou par
une trop grande abondance de lait
qui ſe fige, & vient bien ſouvent à
ſuppuration.

La premiere ſorte d'inflammation
cauſée par le ſang peut arriver auſſi
bien aux filles & aux veuves, qu'aux
femmes mariées.

La ſeconde eſt propre & particulieres aux femmes groſſes & aux accouchées.

On connoîtra l'inflammation (g)

(g) L'engorgement des
mammelles ne ſe réſout
pas toujours : ce qui
peut empêcher la réſo-
lution eſt la grande quantité de lait, ſon épaiſ-
ſiſſement, ſon âcreté :
l'humeur laiteuſe alors
ne pouvant ſe réſoudre,
& ſe trouvant échauffée
par le ſang, il y aura
ſuppuration par le con-
cours de ces deux hu-
meurs arrêtées.

être causée par le sang, si la malade est d'un tempérament sanguin, ce qu'on verra par la couleur rouge, par la grandeur des vaisseaux & par l'habitude forte & charnuë du corps, surtout si elle n'est pas réglée, & qu'elle mange beaucoup & de bons alimens sans faire aucun exercice ou fort peu : si elle provient du lait, comme il arrive le plus souvent, on le connoîtra par sa grande abondance.

**Différence.** Par quelque cause que l'inflammation des mammelles arrive, elle est toujours dangereuse, d'autant qu'elle peut causer quelque scirrhe, cancer ou ulcere, lesquels sont de très-difficile curation, à cause de la délicatesse de la partie.

**Cause.** C'est pourquoi au même [*h*] mo-

(*h*) Il faut tenir la malade à une diette severe, c'est-à-dire, au bouillon, à la tisanne, à une legere infusion de syrop de capillaire ou de thé : on prescrira des lavemens laxatifs : on peut faire une saignée du bras ou du pied, suivant le cas. On appliquera des cataplasmes anodins.

Si l'inflammation est rebelle, & se tourne en suppuration, on applique des cataplasmes maturatifs, on donne des lavemens émolliens, on fait boire abondamment la malade. Quand l'abscès est bien formé, on en fait l'ouverture, & on traite selon l'art.

ment qu'on fera appellé, il faut d'a-
bord faigner la malade, & principalement du pied ; & après avoir ôté la
plénitude, fi la fievre n'eft pas bien
forte, on purgera la malade tout doucement, prenant confeil d'un Médecin ; après quoi on pourra venir
aux topiques qui doivent être répulfifs dans le commencement, mais médiocrement, crainte de repouffer la
nature vers les parties nobles. On
pourra donc fe fervir dans le commencement d'oxicrat ou xyrrodin
tiede.

Mais fi l'inflammation ou tumeur
vient du lait grumêlé, il ne faudroit
pas fe fervir de répulfif, de peur de
rendre la matiere plus compacte & la
faire dégénérer en fcirrhe ; après on
fe fervira de réfolutif, comme font
l'huile de camomille, de lys & autres femblables ; & fi la matiere ne
fe peut pas réfoudre, on aidera la
fuppuration par les digeftifs, foit ca-
taplafmes ou onguents propres, comme aux autres tumeurs, & la matiere étant fortie par incifion ou autrement, on mondifiera l'ulcere &
on cicatrifera avec les mondificatifs

& aftringens, comme font les rofes de Provins, le marrube, les balauftes dans du gros vin avec un peu d'alum.

Cependant il faudra prendre garde que la nourrice ne donne pas à tetter au petit enfant, d'autant que par ce moyen on attireroit davantage les humeurs fur la partie malade, & principalement fi la douleur & l'inflammation font grandes, autrement on lui pourroit permettre de fe faire tirer.

Comme c'eft une chofe ordinaire que la plûpart des tumeurs, après la fuppuration, dégénere en ulcere, il eft néceffaire après avoir parlé de l'inflammation & tumeur des mammelles, de dire quelque chofe des ulceres qui furviennent.

Je dis donc premierement que l'ulcere des mammelles arrive le plus fouvent à la fuite d'une inflammation ou tumeur de cette partie, ou par quelque contufion arrivée par quelque coup ou preffement, ou par quelque fluxion ou tranfport de quelque humeur âcre & corrofive.

C'eft une maladie qu'on peut reconnoître

connoître par la seule inspection de la partie malade, & principalement si elle succede après une tumeur ou inflammation.

Les ulceres qui arrivent aux mammelles sont très-difficiles à guérir, à cause que cette partie reçoit facilement les excremens, comme étant glanduleuse & foible de sa nature; comme aussi à cause de sa grande humidité qui retarde bien souvent l'exsiccation & siccaterisation des ulceres, & en empêche la guérison.

Pour en entreprendre la guérison,   Cure. il faut 1°. déterger l'ulcere (*i*) avec le vin rouge chaud & quelque mondificatif, & après avoir fait précéder les remedes généraux, mais principalement la purgation, pour ôter

(*i*) Quand on a ouvert l'abscès, on le remplit de charpie séche : au premier appareil on se sert de digestif ordinaire où l'on fait entrer le jaune d'œuf, ou l'huile d'œuf. Quand l'ulcere a suppuré, il faut le déterger avec une décoction d'orge & le miel rosat. D'autres se servent d'une décoction d'aigremoine avec un peu de mondificatif d'âche, ou quelques gouttes de baume verd. Pendant le cours du traitement, on couvre le tetton d'un cataplasme de farine, d'orge & d'avoine avec le miel. On fait perdre le lait par les purgations, les lavemens & les tisannes diurétiques.

Y

la cacochimie , on le confolidera &
cicatrifera en cette maniere.

Il faut prendre noix de galles & de
Cyprès , dix de chaque efpece ; rofes
de Provins & écorces de grenade ,
demie poignée , avec une demie manipule de fumach : vous ferez cuire
le tout dans du gros vin rouge , & en
fomenterez la partie , ou bien vous
pourrez le faire épaiſſir en confiſtan-
ce de miel , & en appliquerez deſſus
l'ulcere avec du charpi.

L'emplâtre divin & l'onguent gris,
ou diapompholigos , font auſſi fort
bons pour les cicatrifer & mener à
une entiere guérifon.

*Fiſſures.* Après avoir parlé des ulceres des
mammelles , il eſt néceſſaire d'ajouter quelque chofe des fiſſures ou fentes qui arrivent aux mammelles. Il
faut donc ſçavoir qu'il arrive bien
fouvent des fiſſures (*k*) ou écorchures aux mammellons , auſſi bien
qu'aux lévres & autres parties du
corps.

(*k*) Les gerfures qui laires , fuivant la conviennent aux lévres font formation des fillons de
en travers , & celles des cette partie.
mammelles font circu-

Les fissures des mammelles arrivent ou par une cause interne [*l*] ou par une cause externe. Elles arrivent par une cause interne, lorsqu'elles sont causées par quelque sérosité âcre & mordicante ; elles peuvent aussi arriver par quelque meurtrissure ou excoriation.

On les connoît par la seule vûë, mais il y a danger [*m*] qu'elles ne dégénerent en ulcere.

C'est pourquoi il les faut [*n*] mondifier & dessecher avec le vin blanc

*Causes.*

*Diagnostic.*

*Prognostic.*

*Cure.*

(*l*) On compte parmi les causes la trop grande quantité de lait, l'acreté de la salive de l'enfant, ses morsures, les aphtes de leur bouche, & les ulceres véroliques.

(*m*) Cet accident n'est pas fâcheux, on le guérit facilement, si on y remédie de bonne heure : si au contraire il creuse jusqu'au centre, le mammelon tombera.

(*n*) Quand il n'y a qu'une legere excoriation, la femme ne doit pas donner à tetter : il faut oindre la mammelle avec l'huile de jaune d'œuf ou celle de lin. S'il y a beaucoup de douleur, on employe les fomentations émollientes quand on a diminué l'inflammation & la chaleur, on fait dessécher la partie avec l'eau de chaux, l'eau d'alun, ou l'on applique sur le mammelon l'emplâtre de céruse ou de phompholix, ou le blanc de Rhasis, &c.

Mais si les gersures creusent, on se sert d'un digestif jusqu'à ce que la playe ne soit plus que superficielle, on la fait dessécher comme nous avons dit ci-dessus ; mais il faut prendre garde de le faire trop tôt.

& l'eau rose, & après se servir de l'onguent de plomb, de tuthie, du beurre frais, ou avec un onguent avec l'huile d'amandes douces, la cire & le mucilage de la semence de psyllium & de coings.

## CHAPITRE XV.

*Des déchiremens & écorchures qui surviennent aux parties de la femme après l'accouchement.*

COMME c'est une chose assez ordinaire dans les accouchemens, de voir arriver quelque contusion & meurtrissure aux parties de la matrice, quelque diligence qu'une Sage-femme & un Chirurgien-Accoucheur puissent faire pour les empêcher, & que même soit par l'étrécissement du passage ou autre cause, il y survient bien souvent des écorchures & des déchirures très-considérables, principalement à la partie basse de l'orifice externe; pour terminer entièrement ce petit Traité des Maladies des femmes, j'ai crû qu'il ne seroit pas hors de propos d'en dire ici mon sentiment, & la maniere d'y remédier.

Il faut donc remarquer que les causes ordinaires de semblables accidens sont plusieurs. Car ou cela arrive naturellement par l'étrécissement du passage aux femmes qui sont trop jeunes ou qui sont trop vieilles, ou parce que l'enfant est extrêment gros, ou il arrive contre nature par un vice de mauvaise conformation desdites parties, ou lorsqu'il y a quelques callosités, duretés ou tumeurs qui les empêchent de se dilater.

*Causes.*

De quelque maniere que la chose sera arrivée, on la pourra facilement connoître en examinant les causes ci-dessus.

*Diagnostic.*

Pour ce qui regarde le prognostic, il est très-constant que semblables meurtrissures, contusions ou fentes sont bien souvent dangereuses à cause des accidens qui peuvent s'ensuivre; car si elles sont mal pansées à cause de l'humidité de cette partie, elles peuvent dégénérer en ulcere, & même produire la gangrene par la corruption; ou si la fente est consi-

*Prognostic.*

dérable, venant à se cicatriser, elle peut rester durant toute la vie en même état.

Cure. C'est pourquoi pour y obvier, je dis premierement qu'il faut y procéder de la même maniere que je fis à une Demoiselle de Paris, sçavoir, que s'il n'y a simplement que quelques contusions *(a)* ou écorchures, on pourra la bassiner avec une décoction de marrube, d'aigremoine, d'orge & de roses de Provins, ou bien avec du gros vin dans lequel auront infusé ou bouilli des roses de Provins, fleurs de grenades; & si cela ne suffit pas, on pourra avoir recours à l'huile d'hypericum ou à quelque baume particulier.

Mais s'il arrive malheureusement que la fente soit considérable, que tout le périnée & l'entrefesson soit fendu, comme il arriva à cette De-

*(a)* M. Dioris, Accouch. ch. 6. Liv 4. p. 335 conseille des cataplasmes anodins les premiers jours faits avec du lait, la mie de pain, les jaunes d'œufs & l'huile d'amandes douces. En renouvellant chaque cataplasme, on nettoyera la partie avec une décoction faite d'orge, de mauves, guimauves, violiers, graine de lin. Les huiles d'hypericum & d'œuf tirées sans feu y sont fort bonnes. On bassinera les écorchures avec une décoction d'orge & d'aigremoine, dans laquelle on aura mis du miel de Narbonne.

moifelle dont j'ai fait mention, en
forte que les fufdits remedes ne foient
pas capables de les guérir ; il faudra
pour lors examiner fi la fente ou écor-
chure eft récente ou invétérée ; car
fi elle l'eft depuis longtems, il faudra
rafraîchir la cicatrice avec un biftou-
ri en coupant la peau qui s'y eft engendrée, comme on fait au bec de
lievre, & après avoir rafraîchi les
bords, on les laiffera un peu faigner,
pour empêcher l'inflammation ; &
enfuite on pourra faire la future entortillée au milieu de la playe, & aux
deux extrêmités deux points d'ai-
guilles à la maniere de la future en-
trecoupée, en noüant par-deffus &
par-deffous ; on appliquera du charpi trempé dans quelque baume, & on
le panfera jufqu'à parfaite guérifon.

Mais fi le déchirement eft récent,
il faudra pour lors laver la playe
avec une décoction aftringente, &
faire une couture ou furjet, commençant auprès du trou de l'anus
jufqu'à la fente naturelle où le déchirement avoit commencé, mettant par-deffus un défenfif, commandant à la malade ou à la garde
de tenir avec les deux doigts l'entre-

feffon le plus longtems que l'on pourra, pour affermir davantage la playe,
la panfant comme les bleffures ordinaires, faignant la malade s'il en eft
befoin pour empêcher l'inflammation, & par ce moyen la playe fe cicatrifera dans quinze jours, comme
à cette Demoifelle pour laquelle je
ne me fervis d'autres remedes que
d'une partie de térébenthine & une
de miel mife avec un linge deux
fois par jour.

Voilà la fin de ce petit Traité des
principales maladies des femmes que
j'ai voulu ajouter ici à la perfuafion
de mes amis, le plus clairement & le
plus méthodiquement qu'il m'a été
poffible, efpérant quelque jour de le
groffir davantage, & de le rendre
plus ample de Remarques & d'Obfervations particulieres que je pourrai faire dans ma Pratique, tant des
Accouchemens que des Maladies
particulieres & autres fymptômes que
je pourrai obferver, fouhaitant que
le tout foit pour la gloire de Dieu &
pour le falut du Prochain.

## F I N.

# TABLE
## DES CHAPITRES.
### LIVRE PREMIER.



### LIVRE SECOND.

# TABLE

# TABLE

# TABLE

Fin de la Table.

## *APPROBATION.*

J'AY lû par ordre de Monseigneur le Chancelier, un Manuscrit intitulé, *Observations sur la pratique des Accouchemens naturels & monstrueux*. Je n'y ai rien trouvé qui puisse en empêcher l'Impression. A Paris, le 7 Septembre 1747. MORAND.

## *PRIVILEGE DU ROY.*

LOUIS, par la grace de Dieu, Roy de France & de Navarre, à nos amés & féaux Conseillers, les Gens tenans nos Cours de Parlement, Maîtres des Requêtes ordinaires de notre Hôtel, Grand Conseil, Prevôt de Paris, Baillifs, Sénéchaux, leurs Lieutenans Civils, & autres nos Justiciers qu'il appartiendra, SALUT. Notre amé CHARLES-MAURICE D'HOURY pere, Imprimeur-Libraire à Paris, ancien Adjoint de sa Communauté, & seul Imprimeur-Libraire de notre très-cher & très-amé Oncle Louis Duc d'Orleans, premier Prince de notre Sang, Nous a fait exposer qu'il désireroit faire imprimer & donner au public un Ouvrage qui a pour titre, *Observations sur la pratique des Accouchemens naturels & monstrueux*, s'il nous plaisoit lui accorder nos Lettres de Privilége pour ce necessaires. A CES CAUSES voulant favorablement traiter l'Exposant, nous lui avons permis & permettons par ces Presentes d'imprimer ledit Ouvrage en un ou plusieurs volumes, & autant de fois que bon lui semblera, & de le vendre, faire vendre & débiter par tout notre Royaume pendant le tems de neuf années consécutives, à compter du jour de la date des Presentes; faisons défenses à toutes personnes de quelque qualité & condition qu'elles soient d'en introduire d'impression étrangere dans aucun lieu de notre obéissance, comme aussi à tous Libraires & Imprimeurs, d'imprimer ou faire imprimer, vendre, faire vendre, debiter ni contrefaire ledit ouvrage,

ni d'en faire aucun extrait , fous quelque prétexte
que ce foit d'augmentation, correction, changement
ou autres, fans la permiffion expreffe & par écrit
dudit Expofant , ou de ceux qui auront droit de
lui , à peine de confifcation des Exemplaires con-
trefaits, de trois mille liv. d'amende contre chacun
des contrevenans , dont un tiers à Nous , un tiers
à l'Hôtel-Dieu de Paris , & l'autre tiers audit Expofant , ou à celui qui aura droit de lui , & de tous
dépens , dommages & intérêts ; à la charge que ces
Préfentes feront enregiftrées tout au long fur le Re-
giftre de la Communauté des Libraires & Imprimeurs
de Paris dans trois mois de la date d'icelles; que l'im-
preffion dudit ouvrage fera faite dans notre Royaume & non ailleurs , en bon papier & beaux caracteres , conformément à la feuille imprimée attachée pour modele fous le contre-fcel des Préfentes ; que l'impétrant fe conformera en tout aux
Reglemens de la Librairie , & notamment à celui
du 10 Avril 1725 ; qu'avant de l'expofer en vente
le Manufcrit qui aura fervi de copie à l'impref-
fion dudit ouvrage fera remis dans le même état
où l'approbation y aura été donnée ès mains de
notre très-cher & féal Chevalier le fieur Daguef-
feau , Chancelier de France , Commandeur de nos
Ordres , & qu'il en fera enfuite remis deux éxem-
plaires dans notre Bibliotheque publique , un dans
celle de notre Château du Louvre , & un dans celle
de notre très cher & féal Chevalier le fieur Daguef-
feau Chancelier de France , le tout à peine de nul-
lité des Préfentes , du contenu defquelles vous
mandons & enjoignons de faire jouir ledit Expofant & fes ayans caufes pleinement & paifible-
ment , fans fouffrir qu'il leur foit fait aucun trouble
ou empêchement : Voulons que la copie des Préfentes qui fera imprimée tout au long au commencement ou à la fin dudit ouvrage foit tenue
pour dûment fignifiée , & qu'aux copies colla-
tionnées par l'un de nos amez , féaux Confeil-
lers & Secretaires , foi foit ajoutée comme à
l'original. Commandons au premier notre Huiffier

ou Sergent sur ce requis de faire pour l'exécution
d'icelles tous actes requis & necessaires sans demander autre permission, & nonobstant clameur de
Haro, Charte Normande, & Lettres à ce contraires,
Car tel est notre plaisir. Donne' à Paris, le douziéme jour du mois d'Octobre, l'an de grace mil
sept cent quarante-sept, & de notre regne le trente-
troisiéme. Par le Roy en son Conseil.

SAINSON.

*Regiſtré ſur le Regiſtre onze de la Chambre Royale des
Libraires & Imprimeurs de Paris, N°. 868. fol. 701.
conformément aux anciens Reglemens confirmés par celui du 28 Février 1723. A Paris le 31 Octobre 1747.*

G. CAVELIER, Syndic.